I0842023

Docteur Josette BIJOU

LA SANTE PUBLIQUE

EN HAITI

QUARANTE ANS D'HISTOIRE

1975 - 2015

Janvier 2016

PREFACE

Préface : La santé Publique en Haïti Quarante ans d'histoire (Josette Bijou)

En tout premier lieu, je voudrais partager avec les lecteurs mes premières réactions quand ma sœur, commère, amie, collègue et camarade de combat Josette, m'a sans ambages, sans aucune préparation, demandé d'écrire quelques lignes de préface pour son dernier bouquin. Je n'en revenais pas, mais comme un imbécile, j'ai dit avec plaisir, en réfléchissant au quart de seconde, sur les difficultés et implications d'une telle tâche. Nous étions au tout début de janvier. Quel singulier cadeau de nouvel an, pour une année qui hélas s'annonce si pénible …pensais-je avec ma malice traditionnelle ?

En réalité, j'en ai voulu à Josette de m'avoir infligé cette lourde responsabilité d'introduire cet ouvrage, au titre évocateur : **Quarante ans de Santé Publique en Haïti**. Je lui en ai vraiment voulu durant quelques secondes et jusqu'à présent, je nourris à son endroit, un sentiment mitigé, fait de rancœur en raison du poids et de la délicatesse du travail à abattre, mais aussi et surtout de fierté et de joie au regard de l'amitié, de l'affection et de la confiance qui transpiraient dans le choix de ma modeste personne. Et je me suis dit qu'il fallait que je réponde à ses attentes et que je tisse pour les lecteurs une véritable passerelle, en direction d'un sujet passionnant, sensible, à la fois stratégique et politique, mais surtout porteur d'espoir, car moteur incontournable pour le développement d'une population qui nous est chère : **La Santé Publique en Haïti !**

Poursuivant la trace des ainés qui ont essayé de tutoyer cet épineux problème, Josette souhaite à travers ces quelques chapitres apporter sa modeste contribution à la marche vers la santé, du peuple Haïtien. A cette fin, elle nous livre avec toute sa ferveur, ses réflexions, ses questionnements, son expérience issue d'un parcours édifiant et pourquoi pas ses actions…oui, elle nous livre avec l'assurance d'un véritable témoin de son temps, une réalité progressivement faite d'espoirs, de progrès, d'avancées significatives, mais aussi hélas d'échecs, de désillusions, de trahisons, de larmes et de rage ! Ceci en nous faisant vivre, revivre, un passé encore présent, augurant un futur hypothétique, si les erreurs du passé Ne sont pas prises en compte, de façon objective : **Sans haine ni passions…**avec comme seule boussole, le développement des communautés Haïtiennes.

Empruntant les boulevards tracés par les ainés, Josette sur la piste de notre regretté Ary Bordes, pour ne citer que ce dernier, retrace pour nous qui avons été à ses côtés tant sur le terrain, qu'au sein de notre association de Santé Publique la ASPHA et pour tous ceux qui sont interpellés par l'évolution de la Santé Publique en Haïti, une véritable épopée de quarante ans.

Quarante ans de combat et d'espoirs ! A la limite quarante ans de militantisme, pour arriver à cette évidence : **Le combat se poursuit et se poursuivra jusqu'à ce que nos statistiques sociodémographiques atteignent les seuils humainement acceptables pour un peuple.** Tel est le message qui semble transparaitre dans ces chapitres que j'ai trop rapidement parcourus et pour lesquels, je demande aux lecteurs un maximum d'attention.

En effet, de définitions en réalisations, d'engagements en résultats, de politiques en réformes du système, de la régionalisation à la Santé pour tous en l'an 2000, de Alma Ata aux Objectifs de développement Durable, tout est pris en compte au cours de ces quarante ans de cheminement, de balbutiements, de réussites, d'échecs et d'espoirs.

Je m'en voudrais de ne pas laisser aux lecteurs le plaisir de découvrir seuls, cet excellent ouvrage qui ''distille'' avec son acuité et sa pédagogie constructive, quarante ans d'un domaine clé pour le devenir du pays. Toutefois, je pense utile de dessiner pour les lecteurs le squelette, l'articulation de la pensée de Josette qui se décante à travers un montage cohérent. Ceci, rien que pour faciliter une meilleure compréhension de cette trame complexe que demeure l'évolution de la Santé Publique en Haïti.

Ainsi les lecteurs pourront mieux cheminer avec l'auteure et maitriser les contours de cette problématique qui inévitablement restera **notre** !

En effet, dans son souci de bénéficier à termes, d'une meilleure compréhension du domaine par les lecteurs, Josette dilue ses révélations à travers huit chapitres conjoncturels, respectant le temps et l'espace, aussi et surtout les différents acteurs qui ont œuvré au fil d'années, regroupées en trois grandes périodes hautement stratégiques.

Je voudrais, au terme de ces quelques lignes ''d'ouverture ''en direction de cet ouvrage que je recommande à tout compatriote, sensible à cette dynamique, rendre un public hommage à l'auteure qui demeure pour moi un modèle d'assiduité, de persévérance pour une cause qui à travers elle devient un sacerdoce. Pour Terminer, reçois, humblement, ma chère Josette, mes plus chaleureuses félicitations pour cet apport de taille à notre littérature sur la Santé Publique et mes patriotiques encouragements à produire dans seulement les 20 prochaines années, la conclusion attendue au regard de tant d'efforts, de tant de sacrifices et surtout de volonté de réussir. Tu es de ce fait condamnée à nous sortir en 2035 : **Soixante ans d'histoire de la santé Publique en Haïti !**

Avec toute mon affection…Yves
Dr. Nicolas Yves Pierre Alexandre

Membre Fondateur de la ASPHA

Ancien Secrétaire Général et Président

Actuellement Conseiller et membre du comité scientifique.

QUELQUES MOTS DU DOCTEUR MIKAEL LEANDRE

Ce document est d'une valeur exceptionnelle. Il est important à travers ces pages de faire la différence entre la situation sanitaire dans les différentes périodes de la santé publique haïtienne et de comprendre la situation qui a existé à partir de mars 2004, pendant la période de transition. Ceci permet de comprendre l'évolution de la situation sanitaire de l'époque de la création des régions et districts sanitaires et du passage vers la décentralisation. Avant cette période, rares étaient les médecins haïtiens formés en santé publique. A l'implantation des régions et districts sanitaires, le Ministère de la Santé était dirigé par une équipe de professionnels formée de « fous » de la santé publique. Au cours des années 1975 débuta la formation de cadres pour occuper les postes de directeurs de districts ou de régions sanitaires. Ce fut la belle époque pour ces professionnels qui ne voyaient au départ que la construction d'un état sanitaire fort. Nous avions vu beaucoup de choses depuis cette ère et l'équipe de professionnels est fière d'avoir mis la santé publique sur les rails. C'était aussi l'ère d'un regain à travers le monde pour la médecine préventive et beaucoup de cliniciens ont compris la nécessité d'une formation en santé publique.

L'auteur explique à travers cette histoire les différentes étapes de la construction de la santé publique haïtienne, de 1975 à 2015. Après les documents de feu Dr. Ary Bordes, traitant de la médecine en Haïti depuis la colonisation jusqu'à l'occupation américaine, nous invitons les lecteurs à savourer cette tranche de l'histoire de la santé. Plaise à un autre écrivain de combler le vide post occupation américaine jusqu'aux alentours de 1975.

Dr Mikael LEANDRE,
md, mph.

REMERCIEMENTS

Mes remerciements à mon ami, frère, compère et collègue de travail le Docteur Nicolas Yves Pierre Alexandre qui a accepté spontanément à préfacer ce livre.

Merci Yves

Mes remerciements à tous ceux et celles qui à travers le temps m'ont stimulée à écrire ces pages. Ceux-là qui ne ratent jamais une occasion pour me dire Docteur Bijou vous devez écrire les expériences vécues à la santé publique.

Un grand merci à mon fils Thierry qui a conçu et préparé les pages de couverture de façon à rendre l'œuvre à la fois utile et attrayante.

Enfin, un merci spécial à ceux qui ont bien voulu sponsoriser l'impression du livre, ce qui m'a permis de livrer à l'attention du public cette tranche d'histoire du secteur santé haïtien

Vous tous et toutes qui d'une manière ou d'une autre m'ont stimulée, m'ont aidée, m'ont assistée je vous suis très reconnaissante.

Merci ! Merci ! Merci !

DEDICACE

Je dédie ces pages à tous les travailleurs de santé honnêtes, compétents et sérieux qui avaient accepté de mettre leur savoir et leur savoir-faire au service de leur pays, parfois dans des conditions très difficiles.

Une pensée spéciale à l'endroit des travailleurs victimes innocents des actes malhonnêtes de ''déchoukage'' qui avaient pour unique but de briser leur carrière professionnelle. Ceux qui ont choisi de quitter le pays vers d'autres cieux plus cléments comme ceux qui ont eu le courage d'y rester. A vous tous je dis : Soyons fiers d'avoir œuvré pendant un certain temps pour le bien-être de nos concitoyens.

Nous n'avons pas perdu notre temps. Au contraire, nous nous sommes acquittés de notre dette envers notre patrie qui nous avait offert l'opportunité d'une formation de qualité qui n'avait rien à envier des autres pays dits développés.

En retraçant cette histoire des quarante (40) dernières années de la Santé Publique, mesdames messieurs, mon objectif est d'immortaliser les efforts des uns et des autres pour qu'ils soient connus des nouvelles et futures générations à qui on veut à tout prix enseigner des mensonges ridicules et malhonnêtes sur le passé et leur faire croire qu'aucun changement n'est possible ni nécessaire.

LE CONTEXTE

Des programmes et projets relevant du domaine de la Santé Publique ont existé depuis les années 50. Citons : l'éradication du pian avec le Docteur François DUVALIER, l'éradication de la malaria le « SNEM » avec les Docteurs Carlo BOULOS et Volvick Rémy JOSEPH, la protection maternelle et infantile et la planification familiale « PMI / PF » avec le Docteur Ary BORDES, le projet de développement régional intégré de Petit Goâve avec le Docteur Evaryste MIDY, le projet de développement communautaire et de santé intégrée dans le Nord-Ouest et l'Artibonite la Haitian American Community Health Organization « HACHO », une nouvelle initiative du Docteur Carlo BOULOS, pour ne citer que ceux-là.

Cependant, dans la pratique la Politique du Département de la Santé Publique était basée sur une approche médicalisée, centrée sur les soins curatifs et quelques actions de police sanitaire remontant à l'occupation américaine et conduites par des officiers de police sanitaire qui inspectait les résidences privées, les marchés et autres lieux publics.

Il faut noter qu'en dépit de tout, à l'époque, une attention particulière était accordée aux Institutions universitaires. Dont : l'Hôpital de l'Université d'Etat d'Haïti "HUEH", la Maternité Isaïe Jeanty Léon Audain "MIJ", le Sanatorium de Port au Prince, l'Hôpital Justinien du Cap Haïtien et le Centre de

Psychiatrie Mars & Kline. Plus tard va s'ajouter au nombre l'Hôpital de Bon Repos, C'était la même attention pour les institutions de formation : la Faculté de Médecine et de Pharmacie, la Faculté d'Odontologie, l'Ecole de Technologie médicale, les trois Ecoles d'infirmières de Port au Prince, du Cap Haïtien et des Cayes. Tout cela dans l'unique souci de dispenser aux jeunes professionnels de la santé une formation de qualité qui n'avait rien à envier à celle reçue par les étudiants des facultés et écoles des autres pays, qu'il s'agit des Etats Unis, de l'Europe, du Canada et autres. D'ailleurs, nos professionnels de santé étaient recherchés partout à travers le monde pour leur compétence et leurs expériences pratiques. Aussi ils brillaient dans tous les programmes post gradués peu importe le pays et la langue. Les professionnels de santé haïtiens faisaient la fierté du pays. Parallèlement, les hôpitaux des grandes villes et des villes secondaires Cayes, Jérémie, Gonaïves, Jacmel, Petit Goâve recevaient toute l'attention nécessaire pour fournir des soins de qualité à leur population de desserte.

A l'époque il n'était pas obligatoire comme aujourd'hui pour un malade de laisser le pays en quête de traitement. Même le Président de la République n'hésitait pas à se faire soigner par des médecins haïtiens. Pour mémoire Jean Claude DUVALIER a été opéré à la gorge par le Docteur Jeannot Cadet à l'hôpital du Canapé Vert, le Docteur François DUVALIER a été soigné jusqu'à sa mort par plusieurs médecins haïtiens, selon leur spécialité. Cependant si le problème de qualité ne se posait pas, le problème d'accès géographique aux soins était crucial. Les populations éloignées des sections communales étaient confrontées à d'énormes difficultés quand elles sont malades. Pas d'institution de santé proche, pas de route, pas de moyen de transport facile. Etre frappé de certaines pathologies c'était comme un arrêt de mort pour un habitant des villes reculées et des sections rurales.

Il a fallu attendre les années 75 avec la Réforme de santé de la Région des Amériques, pour voir s'établir dans le pays une vraie Politique de Santé Publique axée sur la Régionalisation des services de Santé avec pour finalité l'accès universel aux soins de santé. Ce fut à ma connaissance la première Réforme sanitaire nationale.

Nous étions vers la fin de l'année 1974, quand le Département de la Santé Publique a décidé d'octroyer des bourses d'études devant conduire à la Maitrise à un ensemble de professionnels de la santé. Grande fut ma surprise quand j'ai appris que j'étais choisie parmi un groupe de cinq dont trois médecins et deux administratifs pour des études post graduées de santé publique au Mexique; puisque lors je n'étais pas un fonctionnaire de l'Etat. Ce n'est qu'à l'occasion de notre rencontre avec le Ministre avant notre départ qu'il nous apprend que le Département de la Santé Publique voulait exprimer son appréciation aux professionnels de santé qui avaient accepté de se mettre au service de la population dans les endroits reculés. De fait je travaillais avec la HACHO à Jean Rabel plus précisément sur les quatre communes du Far West (Jean Rabel, Bombardopolis, Baie de Heine et Môle Saint Nicolas) depuis plus de cinq ans, les deux autres confrères travaillaient l'un à Belladère et l'autre à Saint Michel de Latalaille lui aussi avec la HACHO.

En effet, le 14 février 1975, nous avions pris l'avion à destination de Mexico City. A l'aéroport du Mexique nous avions été accueillis par le Consul haïtien. Ce fut un vendredi soir. Dès le lundi matin, on nous conduisit au Ministère de la Santé du Mexique pour une rencontre avec le Ministre, les cinq bourses étaient financées par le Gouvernement Mexicain. De là on nous a introduit à la "Escuela de Salud Publica" où les cours avaient déjà commencé 2 ou 3 heures avant notre arrivée. Il n'y a pas de temps à perdre. Ce ne fut pas facile. Dans les moments difficiles, on se posait les questions suivantes : Pourquoi tant de sacrifices ? De retour en Haïti, qu'est ce qui nous attend ? Allons-nous pouvoir mettre toutes ces connaissances au service de notre pays ?

De surprise en surprise, les cours terminés nous voilà au pays à la fin de 1975 pour nous retrouver au sein d'un secteur santé en pleine planification de sa première réforme avec pour stratégie la Régionalisation que nous venions d'étudier et expérimenter durant notre formation. Nous nous en réjouissons. De ce fait, nous n'avions eu aucune difficulté à nous adapter et mettre nos connaissances au service de notre pays.

1975 - 2015 QUARANTE ANS D'HISTOIRE !!!

Pour faciliter la compréhension de nos lecteurs et en tenant compte de certaines particularités, les quarante (40) ans sous étude seront répartis en trois grandes périodes subdivisées à leur tour en huit (8) chapitres et enfin l'auteur présentera sa nouvelle vision du secteur.

1. Pour la première période de 1975 à 1990, vous seront présentés les éléments de la réforme sanitaire incluant l'engagement pris à Alma Ata de faire accéder toute la population haïtienne aux soins de santé d'ici l'année 2000. Ce fut le fameux objectif Santé Pour Tous en l'an 2000 "SPT" ;

2. La deuxième période de 1991 à 2004, vous fera revivre le chambardement des structures de gestion, la mise sous embargo du pays avec toutes les conséquences négatives pour le secteur santé. Ajouter à tous cela les différentes actions prises en faveur du secteur, ainsi que, l'engagement des Objectifs de développement du Millénaire "ODM" auxquels le Gouvernement haïtien avait adhéré ;

3. La troisième Période de 2004 à 2015, sera marquée par les nombreux efforts de redressement du secteur avec les temps de satisfactions et de

déceptions chez les uns comme chez les autres. Enfin une nouvelle vision de la santé exprimée par l'auteur vous sera présentée.

déceptions chez les uns comme chez les autres. Enfin une nouvelle vision de la santé exprimée par l'auteur vous sera présentée.

DÉFINITION DE QUELQUES CONCEPTS

Toujours dans le souci d'aider nos lecteurs à bien saisir la portée de notre démarche et éviter toute confusion, nous avons jugé bon de définir certains concepts clefs du domaine de la santé. Dont : la Santé Publique, la Santé Communautaire, la Santé elle-même vue sous l'angle de la santé publique, la Promotion de la Santé et enfin la Réforme sanitaire

La Santé Publique

La santé publique est cette discipline qui a pour but de protéger et d'améliorer la qualité de vie des individus par le moyen des actions concertées visant à :

- Assainir le milieu ;
- Lutter contre les fléaux sociaux ;
- Enseigner les règles d'hygiène ;
- Organiser les services sanitaires en vue de la prévention, du dépistage, du traitement et de la réhabilitation ;
- Mettre en œuvre les mesures propres à assurer à chaque membre de la collectivité et à l'ensemble des citoyens, un niveau de vie compatible avec la conservation de leur santé.

C'est une discipline sans frontière, elle embrasse tous les facteurs conditionnant la santé et tous les systèmes de santé. Elle se veut plus collective qu'individuelle en privilégiant l'approche communautaire sans négliger le particulier.

Elle s'appuie sur des disciplines scientifiques diverses en particulier : l'épidémiologie, l'économie, la démographie, la psychologie, la géographie et la sociologie auxquelles elle emprunte des outils pour analyser les problèmes de santé.

La Santé Communautaire

La Santé Communautaire c'est l'action par laquelle plusieurs membres d'une même communauté géographique ou sociale se mettent ensemble pour réfléchir sur leurs problèmes de santé et participer activement à la mise en place des actions visant à apporter une réponse à ces problèmes. Dans la mise en place de ces actions interviennent des éléments que nous appelons les forces de la communauté.

Une force dans une communauté peut être constituée d'une personne ou d'un groupe de personne. Citons :

- Les responsables politiques ;
- Les responsables religieux ;
- Les éducateurs ;
- Les responsables d'organisations et/ou d'associations ;

· Les notables ;
· Les guérisseurs traditionnels.

La Santé

La définition la plus connue de la santé est celle de l'Organisation Mondiale de la Santé "OMS" : *La Santé est un état de complet bien-être physique, mental et social, elle ne consiste pas en une absence de maladie ou d'infirmité.*

Dans cette définition, nous voyons que le concept ambigu de santé est remplacé par une notion également ambigüe de bien-être ; ce qui fait de la santé un idéal qui peut être approché sans jamais être atteint. D'ailleurs un complet bien-être est vraiment difficile à mesurer. De plus cette définition évoque davantage la dimension individuelle de la santé.

Vue sous l'angle de la santé publique, la santé est perçue comme : *une façon de vivre qui permet à l'homme malgré ses imperfections d'atteindre une qualité de vie et une existence pas trop douloureuse tandis qu'il vit dans un monde imparfait.*

On attribue aussi la santé à une expérience de bien-être, résultant d'un équilibre dynamique qui implique les aspects physiques et psychologiques de l'organisme ainsi que son interaction avec son environnement naturel et social. D'où la dimension collective de la santé.

La santé nous dit le Pape Pie XII n'est pas un objet purement d'ordre biologique. Pour la maintenir, il faut tenir compte des forces religieuses et morales. Trop étroite serait une notion de santé entendue uniquement à la capacité ou l'incapacité de travailler. Trop étroite aussi et dangereuse une notion purement vitaliste et biologique. Donc la santé ne peut être exprimée en fonction du corps seulement mais en fonction de tout l'homme. Pour le Pape Pie XII la santé résulte de l'harmonie la plus parfaite possible entre les forces de l'homme, c'est la spiritualisation la plus haute du charnel et l'incarnation la plus profonde du spirituel. N'avons-nous pas dit que la vie est un don de Dieu.

L'interaction entre l'homme et son environnement nous amène à parler des déterminants de la santé qui sont les principaux facteurs pouvant influencer positivement ou négativement la santé d'un individu et/ou d'une collectivité. En général ils sont d'ordre politique, économique, physique, social, culturel et religieux. On peut les énumérer ainsi : la paix, le logement, l'éducation, l'alimentation, un revenu, la sécurité sociale, les relations sociales, la justice sociale, le loisir, un écosystème stable, les croyances, le respect des droits humains, la capacitation des femmes et l'équité.

En réalité, vue sous l'angle de la santé publique la santé n'est pas un simple besoin à satisfaire mais un droit à respecter, à protéger et à défendre. De même elle n'est pas l'affaire de simples professionnels de la santé qui fort souvent ne font que soigner des malades. Elle est aussi l'affaire de l'agronome qui doit faire travailler la terre pour apporter l'aliment, l'ingénieur qui doit construire le logement de façon sécuritaire et qui peut aussi avoir à fournir l'eau potable, du juge qui rend la justice avec équité, du policier qui sert et protège les groupes minoritaires comme les majoritaires, de l'instituteur qui enseigne et qui éduque nos enfants, du prêtre et du pasteur qui prêchent la miséricorde et la justice sociale et enfin des politiciens qui décident de respecter les droits humains et de faire la paix entre eux.

La Promotion de la Santé

La Promotion de la Santé est l'action politique, éducative et sociale qui sensibilise le public aux grands problèmes de santé, encourage l'adoption des modes de vie sains et l'action communautaire au service de la santé, tout en donnant à la population les moyens de faire valoir ses droits et d'exercer ses responsabilités par une action sur l'environnement, les systèmes et les politiques afin qu'ils puissent contribuer au progrès sanitaire et au mieux être.

En un mot, la Promotion de la Santé est de l'activisme sanitaire éclairée. Elle consiste à mobiliser les collectivités, les décideurs, les professionnels et le grand public au service de politique, de système et de modes de vie qui soient favorables à la santé. Elle prend forme dans l'action de sensibilisation, l'habilitation de tout un chacun à agir et l'édification de systèmes de soutien social permettant à tous de faire des choix propices à la santé et de mener une vie saine. La Promotion de la Santé est bien accueillie dans les pays industrialisés aussi bien que dans ceux en développement comme Haïti.

La Réforme Sanitaire

Selon le Larousse, la Réforme est le changement apporté à quelques choses en vue d'une amélioration. De ce fait, la réforme sanitaire se résume en un ensemble d'actions prises pour rendre le système de santé d'un pays ou d'une région performant et efficace. Citons la réforme de santé de la Région des Amériques qui allait provoquer la grande réforme sanitaire d'Haïti.

Toute réforme sanitaire doit avoir pour finalité d'assurer le bien-être de la collectivité en général et de l'individu en particulier. La réforme sanitaire exige une parfaite connaissance des réalités du système de santé, Problèmes réels de santé versus ressources disponibles. D'où l'importance d'une analyse approfondie de la situation sanitaire du pays ou de la Région en question.

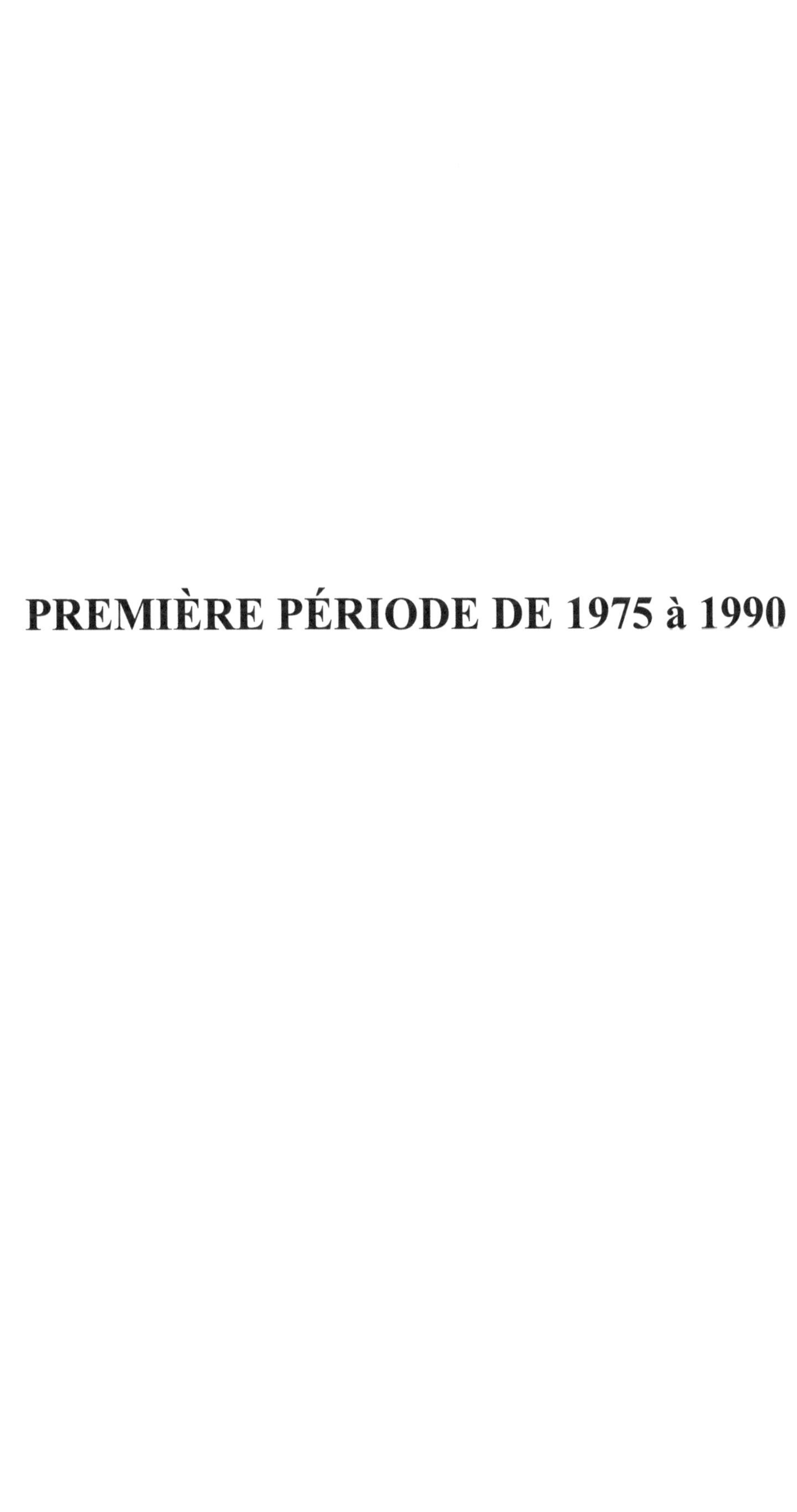

PREMIÈRE PÉRIODE DE 1975 à 1990

CHAPITRE I: 1975 LE LANCEMENT DE LA PREMIÈRE RÉFORME SANITAIRE

LA RÉFORME PROPREMENT DITE

En 1975, le Département de la Santé Publique à la suite d'analyses approfondies de la situation sanitaire du pays, et se basant sur les directives générales et les recommandations spécifiques du plan décennal de santé pour les Amériques élabora avec l'appui technique de la Représentation de l'Organisation Panaméricaine de la Santé /Organisation Mondiale de la Santé, « OPS/OMS » son premier plan national de santé caractérisé par le système dc Régionalisation Sanitaire. Option qui devrait permettre de corriger les défaillances des districts qui, fonctionnant sous la supervision directe de la Direction Générale n'arrivaient pas à répondre aux attentes des populations à desservir. Dans ce plan, la Régionalisation des services de santé fut définie comme un ensemble d'éléments ordonnés en unité organico-fonctionnelle susceptible d'assurer l'utilisation méthodique des ressources humaines, matérielles et financières confiées aux institutions de santé publiques et privées.

Au plan national de santé furent également annexés les documents de planification et d'organisation des activités des différentes catégories d'institutions de santé ainsi que les normes architecturales de ces différentes catégories. Il s'agissait lors de Dispensaire, de Centre de Santé sans lit ou "CSL" de Centre de santé avec lit ou "CAL" d'hôpital de District avec les

4 services de base, l'hôpital régional avec des services plus sophistiqués tels que : la dermatologie, l'Otorhinolaryngologie l'orthopédie, l'Urologie et l'histopathologie. Et enfin les hôpitaux universitaires qui constituaient les centres de formation de base et de spécialisation pour le personnel de santé.

L'ensemble de ces travaux étaient confiés à une équipe d'experts latino-américains sous la supervision de la Représentation de l'OPS/OMS et de quelques spécialistes en santé publique dont disposait le pays à l'époque.

Disons, que le Département de la Santé Publique, avec la Régionalisation, adopta une structure pyramidale ayant des agents de santé communautaires à la base et l'Hôpital de l'Université d'État d'Haïti « HUEH » au sommet, avec trois niveaux intermédiaires :

1. Les dispensaires et les centres de santé ;
2. Les hôpitaux de district;
3. Les hôpitaux de régions.

Des Bureaux de Région et de District distincts des hôpitaux furent mis en place pour assurer la coordination, la supervision et l'évaluation de l'ensemble des institutions composant la Région et le District dans le but de garantir l'efficacité du système sanitaire appelé à fournir des soins de qualité à l'ensemble de la population.

- Les Bureaux de Région supervisaient l'hôpital régional, les bureaux et les hôpitaux de district ainsi que les institutions de prestation de soins;

- L'hôpital régional recevait les références des hôpitaux de district et des institutions de soins de l'aire des districts composant la Région. Il ne les supervisait pas;

- Les hôpitaux de District recevaient les références des institutions de premier niveau, ils ne les supervisaient pas;

- Les centres de santé et dispensaires recevaient les références des agents de santé communautaires et les supervisaient;

- L'agent de santé était chargé de fournir des soins préventifs à environ 1500 à 2000 habitants, ainsi que de rares soins curatifs tels qu'un pansement, une injection prescrite par un médecin.

Sous le leadership du Dr Daniel BAULIEU, Secrétaire d'Etat de la Santé Publique furent lancées officiellement les deux premières régions sanitaires : le Nord et le Sud, avec la collaboration technique de proximité de la Représentation de l'Organisation Panaméricaine de la Santé / l'Organisation Mondiale de la Santé "OPS/OMS". Deux consultants internationaux à temps plein furent affectés à chacune des régions sanitaires, soit une infirmière et un médecin tous deux spécialistes en santé publique avec un haut niveau d'expériences. Parallèlement furent créés et / ou renforcés des bureaux de districts sanitaires dans ces deux régions.

La mise en place de la régionalisation fut suivie de tout un train de mesures devant faciliter l'accès aux soins pour les populations vivant même dans les coins les plus reculés du pays, Ce furent :

- **Le renforcement institutionnel avec ses différentes composantes** :

  o Le renforcement physique de toutes les institutions sanitaires publiques des deux régions pilotes par la réhabilitation des bâtiments et l'affectation des équipements répondant à leur niveau de prestation. Action qui va s'étendre plus tard après évaluation aux deux autres régions ;

  o La formation à la spécialisation du personnel dans le domaine de la santé publique au niveau de la maîtrise et dans les disciplines médico-chirurgicales. A cette époque, selon les normes le niveau de la maîtrise en santé publique était requis pour occuper une fonction de direction centrale, régionale ou de district ;

o Dans le souci de former des cadres intermédiaires, furent rouvertes les écoles de formation des infirmières hygiénistes et des officiers sanitaires avec cette fois-ci une approche santé publique axée sur l'éducation et la sensibilisation de la population en vue de créer une interaction communautaire ;

o Parallèlement, quatre écoles nationales d'auxiliaires polyvalentes : l'une à Port-au-Prince, la deuxième au Cap-Haïtien, la troisième aux Cayes et la dernière en date aux Gonaïves ont été fondées pour pourvoir les structures de base en personnel qualifié.

· **L'extension de la couverture sanitaire**

Dans le but d'étendre la couverture sanitaire, le Secrétaire d'Etat de la Santé a vite compris que pour pallier au problème de la dispersion des populations, qu'il fallait renforcer les institutions mais aussi assurer une présence dans les communautés rurales éloignées. Ainsi ont été conçus et mis en œuvre un réseau d'agents de santé communautaires et la construction de nouvelles institutions sanitaires. Dont des dispensaires, des centres de santé sans lit, des centres de santé avec lits et même des hôpitaux de district là où il n'y en avait pas. Citons pour exemple l'hôpital Ste Thérèse du District de Miragoane. Dans le même ordre d'idée, les normes de couverture sanitaire furent également définies par niveau de soins et par catégorie d'institution. Soit :

- o Un agent de santé pour mille cinq cent (1,500) à deux milles (2,000) habitants recensés ;

- o Un dispensaire pour cinq mille (5,000) habitants ;

- o Un centre de santé sans lit pour dix milles (10,000) habitants ;

- o Un centre de santé avec lit pour quinze milles (15,000) habitants ;

- o L'hôpital de District couvre environ vingt-cinq (25,000) mille habitants suivant l'importance de la population.

Je me place avec une certaine fierté mêlée de déception sur la liste des pionniers de la régionalisation des services de santé. En effet, je fus nommée au poste de Directeur Régional du Sud en septembre 1978, avec deux années de retard sur le Nord. J'ai eu le privilège de lancer cette région pilote qui réunissait les départements du Sud et de la Grand 'Anse, puisque à l'époque le département des Nippes était inclus dans la Grand 'Anse. Les documents officiels du Département de la Santé Publique prévoyaient au départ six Régions sanitaires pour couvrir l'ensemble du territoire national.

Durant dix (10) longues années, j'ai œuvré pour le bien-être de la population de ces deux départements. Cette étape de ma carrière professionnelle m'a valu en grande partie ma renommée nationale et internationale. La Région comptait trois (3) districts, Cayes, Jérémie et Miragoane, quatre-vingt-cinq (85) institutions sanitaires. Parmi lesquelles un hôpital régional et dcux hôpitaux de district distribués à travers trente-quatre (34) communes.

Dans le cadre de la Régionalisation, Régions et Districts sanitaires élaboraient leur propre planification budgétaire qui était soumise au niveau central à partir du mois d'avril de chaque année. Après soumission du document les directeurs régionaux et de districts étaient invités par le Bureau central à venir présenter leur programmation et discuter leur budget qui pouvait être accepté tel quel ou subir des modifications en fonction de l'enveloppe globale allouée au secteur. Cet exercice se faisait par région sanitaire. L'ensemble des programmations servait à l'élaboration du budget national de santé. Ce fut un exercice très instructif qui visait également la formation continue des responsables sanitaires. Car il fallait porter la barre très haute face aux pays amis qui s'étaient engagés eux aussi dans la Réforme sanitaire. Le défi était grand, mais la volonté et la détermination de conduire le peuple haïtien vers un niveau de santé capable de garantir le développement économique du pays étaient au rendez-vous.

De même chaque six mois tous les directeurs centraux, régionaux et de districts étaient convoqués dans un forum de trois jours pour soumettre leur rapport semestriel et leur plan de travail pour le semestre à venir. Ce fut un autre exercice administratif qui visait aussi la formation continue des cadres.

La santé publique est une passion, une folie et non une simple spécialisation, encore moins un métier d'amateur.

DES PROGRAMMES SPÉCIFIQUES

Dans cette logique, des programmes spécifiques furent élaborés et mis en exécution. Citons :

La Protection Maternelle et Infantile

La Protection Maternelle et Infantile était déjà une priorité pour les autorités de santé. En effet, sous l'impulsion du Dr Ary BORDES, au cours des **années** 72, 73 fut créée officiellement par le DSPP la Division d'hygiène familiale. Dès lors, tout un train de mesures avait été mis en place en vue d'arriver à l'amélioration de la santé de la mère et de l'enfant à partir d'un programme de protection maternelle et infantile et de planification familiale PMI / PF bien structuré avec plusieurs composantes.

La Diarrhée, les Maladies Respiratoires et la Vaccination

La diarrhée, les infections respiratoires aigües et les maladies contrôlables par la vaccination étaient les grands tueurs chez les enfants de moins de cinq (5) ans. C'est ainsi que l'été 1978 fut la période de l'élaboration du premier programme élargi de vaccination « PEV » et du programme national de contrôle de la diarrhée et des maladies respiratoires chez les moins de cinq (5) ans, le « PRONACODIAMR ».

Comment ne pas mentionner bien avant, les premiers efforts faits par le Docteur William PAPE consistant en l'introduction du sérum oral à la Pédiatrie de l'hôpital de l'université d'Etat d'Haïti « HUEH » qui a permis de sauver des milliers de vies d'enfants.

Suite à ma formation en gestion de Programme élargi de Vaccination au Costa Rica, j'ai eu la chance de participer à l'élaboration du premier document du PEV. La gestion de ces deux programmes étaient confiée à la Division d'Hygiène Familiale « DHF" qui allait devenir par la suite la Direction d'Hygiène Familiale et après la Direction d'Hygiène Familiale et de Nutrition la "DHFN".

La Surveillance Nutritionnelle

Dès lors, la surveillance nutritionnelle qui se faisait de routine depuis plusieurs années avec la pesée systématique des enfants de moins de cinq (5) ans, la distribution de Vit A, l'éducation de la population, la distribution de ration sèche aux enfants mal nourris et la mise en fonctionnement des centres de récupération nutritionnelle dans certains coins du pays, va prendre une nouvelle dimension. C'est ainsi qu'un programme de surveillance nutritionnelle renforcée d'un projet de nutrition avec un volet agricole va être implanté dans certaines zones du pays. Dans le cadre de cette nouvelle stratégie les parents des enfants étaient soumis à des sessions de formation sur la nutrition, l'hygiène alimentaire, la croissance des enfants et l'agriculture maraîchère. La composante agricole comprenait une partie théorique et des activités pratiques dans le but non seulement de former les parents mais aussi d'augmenter dans les communautés desservies la disponibilité des produits riches en protéines et vitamines au profit des familles en particulier les enfants, les femmes enceintes et les allaitantes qui sont les plus vulnérables.

CHAPITRE II: 1978 L'ADHÉSION D'HAÏTI À L'OBJECTIF SANTÉ POUR TOUS EN L'AN 2000

La Santé Pour Tous en L'an 2000

Au cours de l'Assemblée Mondiale de la Santé de 1977 fut décidé que le principal objectif social des Gouvernements et de l'Organisation Mondiale de la Santé au cours des prochaines décennies devrait être de faire accéder les peuples du monde entier à un niveau de santé leur permettant de mener une vie socialement et économiquement productive. D'où l'adoption du fameux objectif : Santé Pour Tous en l'an 2000.

Au cours de cette même année fut réalisé par le Département de la Santé Publique et de la Population le premier séminaire national sur l'immunisation en collaboration avec l'institut Armand Frappier et le Centre de Recherche et Développement International du Canada CRDI. Ce séminaire fut tenu dans la ville du Cap Haïtien siège de l'une des Régions pilote.

Quelques mois plus tard en 1978 à l'initiative de l'OMS et de l'UNICEF fut convoquée une conférence à Alma Ata. Ont pris part à cette réunion cent trente-quatre (134) pays. Tous ont souscrit à l'objectif santé pour tous en l'an 2000. Du même coup fut signalé :

1 La nécessité de mettre en place des stratégies rationnelles à travers les soins de santé primaires ;

2 La nécessité d'une réallocation des ressources mondiales utilisées pour le financement d'armes et des conflits armés.

Un puissant appel en faveur d'une politique de paix, de détente et de désarmement fut lancé par les participants à cette conférence.

Dès lors, pour aider les pays à faire face à cet engagement, l'Organisation Mondiale de la Santé ''OMS'' leur a proposé l'adoption de la stratégie des soins de santé primaires "SSP" qui se définit comme étant :

Des soins de santé essentiels fondés sur des méthodes et des techniques pratiques, scientifiquement valables et socialement accessibles à tous les individus et à toutes les familles d'une communauté, d'un pays avec leur pleine participation et à un cout que la communauté et le pays puissent assumer à toutes les étapes de leur développement dans un esprit d'auto-responsabilité et d'auto-détermination.

Les huit éléments essentiels des Soins de Santé Primaires « SSP »

Nous prenons plaisir à préciser pour le lecteur les huit (8) éléments essentiels de la stratégie des soins de santé primaires

1 Une éducation sanitaire sur les problèmes de santé ;
2 La promotion d'une bonne nutrition ;

3 L'approvisionnement en eau potable et l'assainissement de base ;

4 La protection de la mère de l'enfant et la planification familiale ;

5 La vaccination ;

6 La lutte contre les endémies ;

7 Le traitement des maladies et des traumatismes courants ;

8 La mise à la disposition de la population des médicaments essentiels.

Haïti et la Santé Pour Tous en l'An 2000

1978, une année chargée d'évènements pour le secteur santé, ce fut l'année où les Ministres de la Santé des pays du Monde entier réunis à Alma Ata sous les directives de l'Organisation Mondiale de la Santé "OMS" ont adopté la résolution de conduire leur peuple à la santé pour tous d'ici l'an 2000. Haïti, représenté par le Dr Willy VERRIER, Ministre de la Santé Publique d'alors adhéra à cet Objectif mondial axé sur les soins de santé primaires "SSP" dont les huit éléments sont définis ci-dessus. Dès lors des objectifs spécifiques furent définis pour permettre aux différentes Nations de s'évaluer en l'an 2000. Il s'agissait de :

- o Réduire au tiers la mortalité maternelle qui était aux environs de 1000 pour 100,000 naissances vivantes en Hatti ;

o   Porter à 50 pour 1000 naissances vivantes la mortalité infantile qui était aux environs de 156 pour 1000 N.V en Haïti.

Le Département de la Santé Publique a défini de façon très claire la Politique d'Haïti qui se résume en la fourniture de soins de santé primaires ''SSP'' basés sur des agents de santé communautaires à raison d'un agent pour mille cinq cent (1500) à deux milles (2000) habitants recensés. Plus tard des politiques publiques simples furent établies. Citons pour exemple :

1 La gratuité des soins prénatals, des urgences obstétricales et de la planification familiale ;
2 La gratuité de la surveillance de la croissance des enfants de moins de cinq (5) ans ;
3 La gratuité de la vaccination des enfants de moins de cinq ans pour tout type de vaccin et des femmes en âge de procréer contre le tétanos ;
4 La gratuité des soins fournis par les agents de santé.

Environ cinq cent (500) agents de santé ont été formés avec l'appui financier de l'USAID et payés après un certain temps par le budget national pour desservir les communautés les plus reculées. Les agents de santé furent recrutés en accord avec les autorités locales, les notables et les leaders après une double évaluation basée sur leur capacité intellectuelle et leur motivation à servir leur communauté. Ils recevaient une formation théorique et pratique d'une durée de trois (3) mois, après laquelle ils étaient affectés dans leur communauté respective. Ils étaient appelés à fournir gratuitement les soins primaires tels que : les visites domiciliaires pour encourager la population à utiliser les services des institutions de santé dont certains étaient peu fréquentées, l'éducation sanitaire, la vaccination des enfants et des femmes enceintes hormis le BCG, l'assainissement de base, la planification familiale, quelques soins d'urgence, tels que : pansements, évacuation d'un patient, injection de streptomycine pour les tuberculeux et la référence des malades. Ils étaient placés sous la supervision directe des auxiliaires de l'institution d'affiliation. Les normes voulaient qu'il y ait une auxiliaire pour la supervision de deux agents de santé au plus.

Vers cette époque, certaines institutions privées sans but lucratif ont changé de statut pour devenir des institutions mixtes grâce à un apport du Ministère de la Santé consistant en matériels, fournitures et intrants médicaux liés aux programmes prioritaires et aussi un apport en personnel technique qualifié : Médecins, infirmières et auxiliaires, dans le but de garantir la fourniture des soins de qualité à la population, dans le respect des politiques publiques établies. De même, ont vu le jour les premières pharmacies communautaires qui représentaient un effort conjoint de l'État et de la population pour rendre disponible des médicaments et intrants nécessaires à la fourniture des soins. Les hôpitaux situés de préférence dans les grandes villes siège de district ou de région disposaient des agents communautaires qui étaient engagés dans le cadre du programme de protection maternelle et infantile. Contrairement aux agents de santé, ils avaient un rôle plutôt éducatif. Car ils n'étaient pas formés à la prestation des soins.

Beaucoup d'inquiétudes furent manifestées par les professionnels de santé concernant le programme des agents de santé. Le personnel des institutions de santé voyait dans l'agent de santé quelqu'un qui allait renforcer le charlatanisme et leur enlever des malades. Grande fut leur surprise de voir qu'avec des agents de santé bien formés et régulièrement supervisés, la fréquentation des institutions se trouvait augmentée et nos indicateurs de service vont subir de grandes améliorations.

PARLONS DU PROGRAMME DES AGENTS DE SANTE

Le programme des agents de santé n'était l'objet d'aucune improvisation. C'était bien à partir de réflexions approfondies et d'une planification rationnelle, qu'était conçu ce programme avec pour objectif de garantir l'accès aux soins aux zones reculées. Les documents relatifs au susdit programme incluaient les éléments suivants : le mode de recrutement d'un postulant, les critères de choix, le contenu et la durée de la formation, les conditions et règlementation du travail de l'agent une fois formé et le financement. De plus du recrutement à la prise de fonction, en passant par la formation des agents, les responsabilités étaient à charge des Régions sanitaires

Le Recrutement

Le nombre d'agents était préalablement défini par institution. Les postulants devraient être âgés entre 25 ans et 45 ans, ils devraient résider obligatoirement dans leur zone d'affectation. La priorité était accordée à ceux ou celles qui étaient mariés et qui avaient d'autres intérêts dans la communauté ou qui pratiquaient des activités comme l'agriculture, l'élevage ou qui étaient impliqués dans des activités de développement.

En dehors de ces critères, le postulant devrait savoir lire et écrire et être capable d'effectuer les quatre opérations de base l'addition, la soustraction, la multiplication et la division. Le postulant qui lisait le français devrait le traduire en créole pour bien montrer sa compréhension d'une lecture car la langue de travail était le créole.

Ce recrutement se faisait en deux étapes :

Une équipe du bureau régional était en charge du recrutement. A la première étape, une réunion de concertation est réalisée entre l'équipe du bureau régional, le responsable de l'institution, les notables de la localité et les autorités locales pour présenter les objectifs du programme, les résultats attendus et les exigences. Après discussions les notables en accord avec les autorités identifiaient les localités qui méritaient un agent de santé, puis ils proposaient deux ou trois personnes par localité.

La deuxième étape, les postulants sont reçus pour évaluation tout se passe sur place. L'évaluation comprend deux parties un test de motivation et un examen théorique. Les candidats retenus sont invités au siège de la région pour une formation de trois (3) mois théorique et pratique.

La formation de l'agent de santé

. Une équipe composée d'une infirmière, une auxiliaire polyvalente et un spécialiste en organisation communautaire était responsable de la formation. On utilisait les services de professionnels pour dispenser des cours tels que l'épidémiologie, l'administration, les statistiques, l'assainissement de base et autres. La formation des agents de santé était axée sur les grandes priorités sanitaires du moment. Savoir : l'éducation sanitaire, la santé maternelle et infantile, la vaccination, l'approvisionnement en eau potable, le contrôle de la malaria, la surveillance des maladies courantes, quelques soins infirmiers de base tels que injections intramusculaires sous prescription du médecin, pansements, distribution de vitamine A aux enfants de moins de cinq (5) ans et la distribution du condom comme méthode de planification familiale, les postes de rassemblement. Durant ces trois (3) mois, l'agent de santé devrait passer quinze (15) jours de stage dans l'institution d'affiliation pour se familiariser avec son futur environnement de travail

A la fin des trois mois, les responsables du programme en accord avec la Direction régionale organisent une cérémonie de graduation comme pour toutes les catégories de personnel de santé, au cours de cette cérémonie un certificat est remis à chaque agent de santé.

La Prise de fonction de l'agent de santé

De retour dans leur localité respective, le responsable de chaque institution sanitaire organise une réunion de présentation de l'agent aux notables et autorités locales. Cette action vise à enlever toute confusion sur le rôle des agents de santé, leur formation et les actions qu'ils peuvent mener. Elle permettait aussi une plus grande implication de la population dans les activités de santé communautaire et une surveillance du travail de l'agent pour éviter toute possibilité de dérive.

Les soins fournis par les agents de santé étaient gratuits. Les agents recevaient leur salaire du Ministère de la Santé. Le matériel et les intrants qu'ils utilisaient dans leur travail provenaient en partie de la coopération externe et en partie du trésor public. Aucun effort n'était négligés par les autorités sanitaires au plus haut niveau, pour faire accéder la population reculée aux soins de santé de qualité et respecter l'engagement pris à travers l'objectif ''**Santé Pour Tous en l'an 2000**''.

L'agent dans son travail commence par réaliser le recensement général de sa zone de desserte en ayant soin de dénombrer la population par groupe d'âge cible. Savoir : les femmes enceintes, les moins d'un an, les moins de cinq ans, les femmes en âge de procréer. Le profil de la population une fois établi l'agent commence son travail. Il intervient dans tous les domaines de sa compétence et fait des références à l'institution. Il reçoit une supervision chaque deux (2) semaines de l'auxiliaire superviseuse et lui il travaille un (1) jour par semaine à l'institution pour sa formation continue.

La présence sur le terrain des agents de santé loin d'avoir été un moyen de diminuer la clientèle des institutions au contraire par l'éducation sanitaire et la sensibilisation de la population sur l'importance de la santé les agents de santé ont augmenté la fréquentation de toutes les institutions auxquelles ils étaient affectés..

Si l'Etat haïtien à travers le Ministère de la Santé Publique avait reçu une aide financière de l'USAID pour la formation des agents de santé comme pour d'autres catégories de professionnels, les agents une fois formés recevaient leur salaire du trésor public, ce qui garantissait la pérennité du programme.

LES PHARMACIES DE VILLAGE

Suite à une coupure inattendue du budget de la santé pour l'exercice 1982 –1983, survinrent des difficultés énormes pour l'approvisionnement des institutions avec les risques de blocage du programme des agents de santé qui jusqu'ici prodiguaient des soins primaires gratuitement à la population. Pour faire face à cette réalité inattendue, dans la Région Sud, nous avons pris l'initiative d'implanter une stratégie nouvelle qui consistait à la mise en place d'une pharmacie de village par agent de santé. Cette pharmacie qui ne disposait que des six (6) produits autorisés par le MSPP pour l'utilisation des agents de Santé était gérée par un comité communautaire dc trois membres qui achète les produits sur recommandation de l'agent et vend sur demande de ce dernier. Ces pharmacies comme les agents de santé recevaient la supervision des auxiliaires. Tous les soins préventifs fournis par les agents de santé continuaient à être gratuits comme la vaccination, la distribution de vitamine A aux enfants et du fer aux femmes enceintes, la planification familiale, l'éducation sanitaire.

Notons que si tout se passait suivant les normes et les principes établis par le Département de la Santé Publique dans les deux régions pilotes, il n'en était pas ainsi sur tout le territoire, surtout au niveau des deux dernières régions créées juste au début des moments de grandes turbulences sociopolitiques.

LA COUVERTURE INSTITUTIONNELLE EN HAITI

Parallèlement aux actions communautaires, dès le début de 1980, plusieurs centres de santé avec et sans lit construits et équipés à partir d'un crédit de six millions (6, 000,000.00 US) de dollars américains de la Banque Interaméricaine de Développement « BID » ont été mis en fonctionnement avec un personnel qualifié et en quantité répondant aux normes du Ministère de la Santé dans les deux régions pilotes le Nord et le Sud. Il convient de signaler durant cette période, l'appui financier du Gouvernement américain à travers le projet PL-480 qui accordait une prime d'éloignement à l'ensemble du personnel de terrain. Cette action avait permis d'avoir du personnel qualifié dans les coins les plus reculés du pays.

Dans le cadre de ce projet, l'aire géographique était classée en trois niveaux ou catégories A, B et C, suivant leur accessibilité et leur éloignement par rapport au siège de la Région ou du bureau central. La plus grande attention était accordée aux zones enclavées dites de la catégorie C, où le personnel recevait la prime la plus élevée. Comme tout projet, il était limité dans le temps. À l'arrêt du projet, le Ministère de la Santé devrait consentir un réajustement substantiel des salaires du personnel dans le but d'éviter toute tentative de démotivation de la part des professionnels de santé. Cet engagement fut respecté et les choses se sont passées sans heurt. Il convient de signaler que cette prime n'était pas accordée au personnel du bureau central. Ce n'est que par la suite qu'un faible montant fut alloué au bureau central pour les heures supplémentaires de certaines catégories de personnel.

Comment ne pas mentionner après le départ des consultants de l'OPS/OMS affectés aux deux premières régions sanitaires, l'apport de l'USAID à travers la première mission technique de la MSH et l'établissement de l'Agence d'Approvisionnement des Pharmacies Communautaires en médicaments et intrants «AGAPCO. ».

Pour le MSH il s'agissait d'une mission d'assistance technique formée d'une équipe de consultants hautement qualifiés haïtiens et étrangers qui assistaient les 2 régions dans le domaine de la gestion incluant la gestion financière, de l'élaboration d'un budget au rapport financier, la gestion du matériel y compris le matériel roulant. Dans le domaine technique la surveillance épidémiologique était prise en compte par cette mission. Des séminaires ont été réalisés à l'intention du personnel cadres.

L'AGAPCO,

Une agence de produits pharmaceutiques sans but lucratif, était appelée à approvisionner en médicaments essentiels les institutions publiques et mixtes et les pharmacies communautaires. Tout ceci rentre dans les actions visant pour la population l'accès universel aux soins de santé de qualité grâce à une gestion rationnelle. Plus tard les pharmacies communautaires situées en dehors d'une institution se sont révélées non fonctionnelles. Elles ont été fermées pour la plupart après évaluation.

Plusieurs établissements principalement les hôpitaux de district ont été réhabilités et dotés de personnel en qualité et quantité suffisante pour répondre aux exigences de fourniture de soins de qualité de leur niveau. C'est également au cours de cette période que fut lancée la formation en spécialisation des médecins généralistes. Il s'agissait de médecins qui avaient reçu une formation de deux années dans les quatre disciplines de base Médecine interne, Obstétrique / Gynécologie, chirurgie, Pédiatrie. Ces médecins devraient être affectés aux centres de santé avec lits qui disposaient d'un bloc opératoire et d'une salle d'accouchement. Ces centres de santé remplaçaient les anciens dispensaires hôpitaux.

Quelques années après, le programme de formation des médecins de famille va faire suite à la formation des généralistes. Comme nous le constatons aucun effort n'était négligé pour renforcer notre système de santé en vue de respecter l'engagement pris à Alma Ata et répondre au grand rendez-vous de la "Santé Pour Tous en l'an 2000".

CRÉATION DE LA ASPHA

Le 30 août 1980, un groupe de sept (7) jeunes médecins spécialistes en Santé Publique réunis à Madian petite localité de la Commune de Petite Rivière de Nippes, ont pris l'initiative de fonder la première association de santé publique d'Haïti, la « ASPHA », avec pour mission de travailler au développement de la santé publique en Haïti par l'accompagnement du Ministère de la Santé et des communautés bénéficiaires des services de santé. Les objectifs poursuivis par la ASPHA étaient nobles :

1. Travailler activement au développement de la santé publique en Haïti ;
2. Provoquer et maintenir la participation de la communauté dans la solution aux problèmes de santé publique ;
3. Favoriser la recherche dans le domaine de la santé publique ;
4. Rompre l'isolement en créant et en entretenant un cadre favorable aux échanges d'idées.

Les membres fondateurs étaient les Docteurs Nicolas Yves Pierre ALEXANDRE, Josette BIJOU, Julio DESORMEAUX, Jules GRAND PIERRE, Vély JEAN FRANCOIS, Michaël LEANDRE et Gérald LEREBOURS. La création de La ASPHA a eu lieu en présence de personnalités qui sont demeurées très chères pour l'Association. Certaines sont devenues membres. Pour mémoire citons : Mme Nirva DUVALl, Mme Maud FREDERIC, Mme Michelle JEAN FRANCOIS, Dr Marie Alice

GRAND PIERRE, Dr Anne Marie DESORMEAUX,   Dr Emeline LEREBOURS et des enfants y étaient, dont Carmelle et Eveline JESN FRANCOIS, Thierry BIJOU.

Les rôles furent ainsi distribués Dr Vély JEAN FRANCOIS Président, Dr Nicolas Yves Pierre ALEXANDRE Secrétaire général,   Dr Josette BIJOU Trésorière et les autres conseillers. Il faut tout de suite penser à l'organisation de l'association. Ce fut tout de même le début d'une nouvelle ère. Compte tenu de la mission de la ASPHA,

L'initiative fut chaleureusement accueillie par la Représentation de l'Organisation Panaméricaine de la Santé/Organisation Mondiale de la Santé « OPS/OMS » qui avait même accepté de loger le premier bureau de la ASPHA au siège de la Représentation à la rue Fernand à Port au Prince. L'association une fois fondée, les membres fondateurs ont choisi de se faire accompagner d'un aîné. Ils ont jeté leur dévolu sur le Docteur Ary BORDES, une figure emblématique. une référence dans le domaine de la santé publique, pour être leur premier président élu. Ce dernier a accepté volontiers cette tâche qui lui paraissait difficile en raison de ses multiples activités. Dr BORDES est devenu le premier président élu de la ASPHA. Sous ses recommandations la ASPHA fondée au départ pour être une association de médecins est devenue une association de travailleurs de santé publique ce qui fait son originalité et sa force dans le secteur santé.

On ne peut oublier les grandes mobilisations conduites sous le leadership de la ASPHA, dans les différentes villes du pays. Dès sa création la ASPHA est considérée comme un partenaire privilégié du MSPP et de la Représentation de l'OPS/OMS en Haïti.

En plus des journées de réflexion autour d'un problème de santé tels que la lèpre aux Gonaïves en collaboration avec l'Association Médicale Haïtienne et le révérend père Olivier, la Tuberculose à Petit Goâve et la participation de la communauté dans la gestion des soins de santé à Jacmel, ce furent les semaines de santé organisées autour du 7 avril qui traitent d'un thème spécifique. La première fut organisée à Miragoane en 1982 sur l'extension de la couverture sanitaire, la deuxième en 1983 au Cap Haïtien sur l'assainissement et la surpopulation et la troisième en 1984 aux Cayes l'assainissement et le contrôle de la Malaria avec la participation de l'Association de Santé Publique de Florida, dont ASPHA est affiliée.

Par la suite les troubles socio- politiques qui allaient conduire à la chute de Duvalier ont mis fin à toutes ces activités de mobilisation qui n'avaient pour objectif que de sensibiliser les Responsables sanitaires et la population sur les vrais problèmes de santé publique que les autorités politiques faisaient parfois semblant d'ignorer.

En dépit des turbulences socio- politiques à partir de 1985, la ASPHA va poursuivre son chemin avec la même détermination de contribuer au développement de la Santé Publique en Haïti. Mais la réalisation d'une semaine de réflexion sur un problème majeur de santé publique autour de la journée mondiale de la santé, était devenue impossible. Pour contourner ces difficultés, la ASPHA s'associe au Ministère de la Santé et à la Représentation de l'OPS/OMS pour marquer cette date importante pour la santé Publique. Toutefois l'Association continue à faire œuvre qui vaille dans le domaine de la formation continue des professionnels de la santé sur les sujets touchant les problèmes prioritaires de santé. Dont : la Santé familiale, le VIH/SIDA, le Choléra quand survint l'épidémie dans plusieurs pays de l'Amérique.

Nous l'avions déjà dit, la Santé Publique est une passion, une folie et non un métier d'amateur.

EAU POTABLE ET ASSAINISSEMENT

L'Eau potable et l'Assainissement sont deux éléments importants en santé publique. Suite à l'adoption par les Nations Unies le 10 novembre 1980 de la décennie internationale de l'eau potable et de l'assainissement la « DIEPA », Haïti va élaborer avec l'assistance de l'OPS/OMS et de la GTZ son plan national pour la décennie 1980 – 1990, Pour un montant de cent quarante trois (143) millions de dollars américains.

L'évaluation faite par une commission nationale assistée de l'OPS/OMS à la fin de la décennie à montré une absorption de 59 %. Les partenaires financiers ont qualifié de louable cette faible performance en raison de la situation d'instabilité politique qui s'était installée durant la deuxième moitié de la décennie.

Voici les chiffres en détail

Rubriques	Couverture de départ	Résultats attendus 1990	Résultats obtenus 1989
Eau potable	18 %	60 %	39.5 %
Assainissement	17.75 %	60 %	23.5 %

(Réf OPS/OMS Initiative de santé pou Haïti)

L'ÉTABLISSEMENT DU SERVICE SOCIAL EN SANTÉ

Le pays ne comptait que la Faculté de Médecine et de Pharmacie de l'Université d'Etat d'Haïti. Tous les nouveaux diplômés de la Faculté de Médecine et des Écoles d'Infirmières étaient astreints à deux années de résidence selon la loi. La répartition des postes était devenue trop anarchique. Ceux qui avaient un parrain chef pouvaient obtenir un poste près de la Capitale, tandis que ceux qui osaient se mêler de la politique étaient envoyés dans les endroits reculés. Ces décisions injustes faisaient des mécontents. Les mieux "souchés" pourraient même laisser le pays avec leur diplôme sans faire de résidence ; alors que la signature du diplôme par le Ministre de la Santé était conditionnée par l'achèvement des deux années de résidence.

En mai 1981 par décision du Ministère de la Santé Publique fut adoptée une loi établissant le service social obligatoire pour tous les nouveaux diplômés dans une discipline de santé. Cette loi devait remplacer l'ancienne loi sur la résidence. Elle fixe la durée du service social à une année au lieu de deux. Ce service social est exercé obligatoirement en dehors de la zone métropolitaine de Port au Prince et ne donne droit à aucun certificat de spécialisation mais plutôt il conditionne la Licence à accorder aux professionnels en question et leur admission à la spécialisation. De plus, le choix des postes se fait par ordre de mérite. C'était la fin de l'arbitraire et de l'injustice. A l'époque, les facultés privées n'existaient pas encore.

Par cette loi les diplômés des universités et écoles des pays étrangers à l'exception de ceux qui détiennent une spécialisation, sont également soumis à cette exigence pour avoir droit à une Licence de pratiquer la médecine en Haïti ou d'accéder à un poste de résidence hospitalière. En octobre 1981, furent déployés sur fond de contestation, les premiers professionnels en service social, initiative qui avait permis de renforcer les institutions sanitaires périphériques par l'apport de médecins et d'infirmières, puisque tous les établissements de santé de l'aire métropolitaine de Port au Prince ont été exclus du service social. Tout ceci dans la vision de fourniture des soins de qualité ă la population la plus reculée du pays.

EXTENSION DE LA RÉGIONALISATION

En 1982, l'État haïtien adopta une loi sur la Régionalisation de tous les secteurs de la vie nationale. Par cette loi, le nombre de Régions fut fixé à quatre pour tous les secteurs au lieu de six tel que prévoyait le DSPP. Au cours de cette période le Département de la Santé Publique va devenir le Ministère de la Santé Publique et de la Population. De même, il fut créée la Commission Régionale de Coordination et de Planification la «CORCOPLAN» formée des Directeurs Régionaux de tous les secteurs. Cette commission était coordonnée par le Directeur régional du Plan. A cette Commission étaient rattachées les structures suivantes

- Le secrétariat exécutif de la « CORCOPLAN »;
- Un Comité Régional de Développement Économique et Social;
- Des Comités Consultatifs Communaux.

La «CORCOPLAN» se réunissait chaque fin de mois et chaque trois (3) mois les députés participaient à la séance. Ce fut des moments d'échanges très fructueux qui permettaient aux élus locaux de poser les problèmes de leur circonscription respective puisque tous les secteurs qui représentaient l'exécutif étaient présents. De notre côté les directeurs régionaux soumettent leur bilan de travail pour le trimestre écoulé et présentent les perspectives pour le prochain trimestre.

Si les premières régions pilotes ont débuté leurs activités au cours des années 76, 78, ce n'est qu'après l'adoption de cette loi que les régions de l'Ouest et de la Transversale ont été rendues fonctionnelles. Ce qui donne une avance extraordinaire sur les Régions pilote Nord et Sud.

Les quatre (4) Régions sanitaires étaient subdivisées en quinze (15) districts.

- La Région Sud regroupait les districts des Cayes, de Jérémie et de Miragoane,

- la Région Nord, les districts du Cap-Haitien, de la Grande Rivière du Nord et de Fort-Liberté,

- la Région de l'Ouest regroupait les districts de Port au Prince, de Jacmel et de Petit Goâve et le sous district de la Croix des Bouquets,

- La Région Transversale, la plus étendue comprenait les districts des Gonaïves, de Port de Paix, de Saint Marc, de Hinche, de Belladère et le sous district de Jean Rabel.

En novembre 1983, poursuivant la réforme sanitaire, fut adopté par décret un nouveau cadre légal d'organisation et de fonctionnement pour le secteur (loi organique), officialisant la régionalisation avec les quatre régions sanitaires. En même temps, le Département de la Santé Publique devient le Ministère de la Santé Publique et de la Population et le Titulaire jusque-là appelé Secrétaire d'Etat prend le titre fonctionnel de Ministre. Ont été également introduites plusieurs stratégies innovatrices dans le but de rendre plus accessibles les services. Rien que dans le domaine de la vaccination pour augmenter la couverture vaccinale, en plus de la vaccination institutionnelle journalière, on a innové : les vaccinateurs à cheval pour les zones inaccessibles, les journées communales de vaccination durant les jours fériés pour les communes qui accusent un retard, les postes de rassemblements tenus par des agents de santé. De fait, la couverture vaccinale des moins de cinq ans atteignait les 80% dans certaines régions du pays et même 100% dans certains districts et communes

En dépit de toutes ces initiatives, si le Ministère avait eu le temps de consolider les deux premières Régions Nord et Sud, il en fut tout autrement pour l'ouest et la Transversale. Moins de deux années après leur lancement, ont débuté les turbulences politiques qui ont secoué le pays et le secteur de la Santé a été l'une des grandes victimes. Des scènes de ''déchoukage'' de professionnels de santé, des manifestations parfois violentes ont marqué le décor. Beaucoup de professionnels honnêtes et compétents vont devoir quitter leur poste pour éviter d'être victimes des actions malveillantes des individus mal intentionnés. Ce fut le commencement de la fin de la Santé Publique pour Haïti.

LE PREMIER DOCUMENT DE POLITIQUE SANITAIRE

Dans le contexte de Régionalisation du système de santé, à la satisfaction de tous les travailleurs de santé publique et sous l'initiative du Dr Ary Bordes, le premier document officiel de politique sanitaire intitulé : « les grandes orientations du Ministère de la Santé Publique et de la Population » fut élaboré. Dans cette politique furent définies six grandes priorités qui ont été respectées jusqu'en 1991 et ceci en dépit des troubles socio-politiques et de tous les changements de gouvernements. Ce furent :

- **La lutte contre les diarrhées infantiles** avec un volet eau et assainissement de base. Le projet Poste Communautaire d'Hygiène et d'Eau Potable « POCHEP » a vu le jour sous l'autorité du Ministère de la Santé Publique et de la Population. Le POCHEP devait assurer la distribution de l'eau potable et s'occuper de l'assainissement en milieu rural. Le POCHEP a fonctionné au service des populations des sections communales jusqu'en 2009 quand il fut absorbé par la DINEPA, sous contrôle du Ministère des Travaux Publics Transports et Communication MTPTC ;

- **La lutte contre les maladies contrôlables par la vaccination** avec le programme élargi de vaccination « PEV » ;

- **La surveillance nutritionnelle et le contrôle de la croissance et du développement des enfants de moins de cinq ans** ;

- **La lutte contre la tuberculose** ;

- **La protection maternelle et infantile et la planification familiale** ;

- **Le contrôle de la malaria.**

Par cette initiative le Ministère de la Santé Publique et de la Population MSPP a réaffirmé l'engagement pris à Alma Ata de conduire la population à la santé pour tous d'ici l'an 2000.

Le Ministère de la Santé était l'un des plus grands Ministères du pays avec 11 % du budget national. Huit milles (8000) employés représentaient 20 % du personnel du secteur public. *(réf. OPS/OMS Initiative de santé pour Haïti)*

Dans le souci de doter le secteur de personnels nécessaires, d'autres catégories de professionnels furent formées. Ce sont : les techniciens en radiologie, les techniciens en anesthésiologie, les auxiliaires sages-femmes. Une école moyenne de techniciens de laboratoire allait être fondée. On envisageait aussi de former des techniciens en gestion hospitalière et de relever le niveau des administrateurs de Région et de districts ainsi qu'une formation en gestion pour les directeurs médicaux des hôpitaux.

INTÉGRATION DU SNEM AUX STRUCTURES PERMANENTES DU MINISTÈRE DE LA SANTÉ PUBLIQUE

Vers la même époque, comme plusieurs pays de la région, Haïti passa de l'éradication au contrôle de la Malaria, Le Service National d'Éradication de la Malaria « SNEM » fut intégré aux services de santé, pour devenir le Service National de Contrôle des Endémies Majeures. On a observé une réduction significative des activités de lutte contre le paludisme. Conformément à la législation, les biens du SNEM furent rapatriés par le Ministère de la Santé Publique et de la Population qui va procéder à leur redistribution à travers les régions sanitaires respectives. Dans le Sud, je me rappelle que le garage du SNEM fut fusionné au garage régional du MSPP. C'était autant d'actions qui contribuaient à renforcer la capacité opérationnelle des Régions sanitaires pour une meilleure gestion du secteur.

Comme prévu dans la nouvelle politique du Ministère de la Santé Publique, le contrôle de la Malaria devient un programme prioritaire de santé géré par un coordonnateur placé sous la supervision du directeur de l'Unité de Coordination des Programmes Prioritaires "UCPP". Le personnel du SNEM qui disposait de l'expertise en matière de lutte contre les endémies majeures dont la Malaria, est intégré au personnel du MSPP. Ne serait-ce par manque de financement, les stratégies d'action vont changer.

INSTAURATION DE LA PLAQUE DE L'AN 2000

A partir de 1983, fut instituée la plaque dc l'an 2000. C'était un hommage que faisait le Gouvernement haïtien à travers le Ministère de la Santé Publique et de la Population "MSPP" et la Représentation de l'Organisation Panaméricaine de la Santé/ l'Organisation Mondiale de la Santé « OPS/OMS » au district sanitaire le plus performant de l'année. Il s'agissait d'une plaque tournante sur laquelle était gravé le Nom du District pour l'année. Chaque année à l'occasion du 7 avril, la plaque était remise à un district. Un même district pouvait gagner la plaque deux et même trois années de suite suivant son niveau de performance. Ce fut le cas du district des Cayes que je dirigeais à l'époque, qui avait reçu la plaque les deux premières années.

Après les deux premières années on a dû modifier les critères de sélection pour offrir la plaque non pas au district le plus performant mais à celui qui avait accusé une grande performance par rapport à l'année précédente. De cette façon la troisième année c'était le tour d'un district du Nord et la quatrième année la plaque est revenue dans la Région Sud avec le district de Miragoâne, le dernier né de la Région. Ce fut une initiative louable qui encourageait l'excellence dans la gestion de la chose publique.

Comme nous pouvons le voir, il n'y avait pas de place pour la négligence et la médiocrité. L'engagement était total. Aucun effort n'était négligé à aucun niveau pour encourager le personnel à mieux faire et à se surpasser. C'est cela la Santé Publique, ce n'est ni la publicité ni la propagande mensongère. D'ailleurs les statistiques sanitaires parlent d'elles-mêmes.

LA PARTICIPATION DE LA COMMUNAUTÉ
UN ATOUT MAJEUR

De 1984 à 1990, la population s'est soudée au Ministère de la Santé Publique, dans des campagnes et journées intensives de vaccination et d'éducation sanitaire afin de faire reculer les maladies infantiles contrôlables par la vaccination et la diarrhée. Dans plusieurs villes du pays, la première journée intensive de vaccination le 24 octobre 1985 pour commémorer le quarantième anniversaire des Nations Unies, a été placée sous le patronage de l'Église. Les premières doses de vaccin contre la polio ont été administrées par un prêtre et/ou un pasteur.

Aux Cayes, le siège de la région que je dirigeais, ce fut à la lumière de l'Évangile de l'Exode chapitre douzième les quatorze premiers versets (12,1-14) que le Curé de la Cathédrale, le Révérend Père Marius procéda au lancement de cette première journée.

Commentant ce passage de l'évangile, dans son discours de circonstance, le prêtre fit une double comparaison : la première entre les maladies de l'enfance et le fléau destructeur, la deuxième entre le sang dc l'agneau et le vaccin. Selon cette comparaison, les vaccins remplacent aujourd'hui le sang qui était posé sur les linteaux des maisons. De là, il invita la population à répondre à l'appel des responsables de santé pour faire de cette journée une réussite. La réponse de la population a été tout à fait positive. Sous une pluie battante, ce fut un jour de congé, commerçants et fonctionnaires ont gagné les rues avec leur véhicule pour assurer le transport des enfants de leur résidence au poste de vaccination et vice versa. La journée a connu le plus grand succès grâce à cette sensibilisation et la mobilisation de tous.

Tout au long de cette lutte pour la santé, l'Église par l'intermédiaire de ses Ministres prêtres et pasteurs, en dépit de leur position très critique vis-à-vis du pouvoir politique en place à l'époque n'avait jamais négligé de s'engager dans toutes les activités visant l'amélioration des conditions de santé et de vie du peuple haïtien.

Les différentes campagnes de vaccination ainsi que les journées communales reposaient sur une grande participation de la population jeunes et moins jeunes qui ne se faisaient nullement prier. La population mettait à la disposition du Ministère de la Santé leurs biens et leur personne. A ces volontaires le Ministère de la Santé Publique n'offrait qu'un déjeuner pour la journée de vaccination. Aujourd'hui il faut payer un haïtien pour vacciner un petit haïtien qui peut être son cousin, sa cousine ou un allié quelconque. C'est triste, comment parler de souveraineté quand on sait que cet argent vient de la bourse de cet étranger qui se croit en mesure de nous imposer ses quatre volontés.

PROMOTION DE LA SANTÉ UNE NOUVELLE STRATÉGIE POUR RENDRE LES SOINS PLUS ACCESSIBLES

A partir de la décision de Alma Ata, plusieurs conférences et groupes de travail ont eu lieu sur la promotion de la santé. La première en 1986 à Ottawa réunissait des pays industrialisés, elle a débouché sur la première charte de promotion de la santé qui propose une stratégie avec cinq domaines d'activités dont :

1 L'adoption par les pouvoirs publics d'une politique favorable à la santé ;
2 La création d'environnements propices à la santé ;
3 Le renforcement de l'action communautaire ;
4 Le développement des qualifications personnelles ;
5 La réorientation des services de santé.

Les participants de la conférence d'Ottawa se sont engagés :
1 A se faire les avocats d'une politique qui soit clairement favorable à la santé et à l'équité dans tous les secteurs ;
2 A combattre les inégalités en matière de santé et à faire reconnaître que la santé constitue un investissement capital et un défi majeur à relever pour toute société.

Conférence Adélaïde

Deux années plus tard, les pays industrialisés se sont réunis à Adélaïde pour une deuxième conférence qui a mis l'accent sur le premier des cinq domaines de la conférence d'Ottawa : l'adoption par les pouvoirs publics d'une politique favorable à la santé

Il a fallu attendre 1989 pour que soit réuni à Genève un groupe de travail sur la promotion de la santé dans les pays en développement. Ils ont défini une stratégie *« a call for action »*

Dans ce document, il est clairement dit que seule une action promotionnelle soutenue peut susciter et entretenir une volonté politique qui est un élément indispensable à l'élaboration et l'application de politiques publiques favorables à la santé dans tous les secteurs. Il est aussi souhaitable que des alliances soient conclues entre les différentes branches de l'administration centrale et entre l'administration centrale et la collectivité.

Conférence de Sundsvall

En 1991, une nouvelle conférence a eu cette fois-ci des préoccupations mondiales puisque le thème choisi était le second domaine de la conférence d'Ottawa : la création d'environnements favorables. Il s'agit d'environnements pris au sens large incluant les environnements sociaux, politiques, économiques, culturels aussi bien que l'environnement physique.

A partir de ces différentes réunions, il est établi que l'objectif, Santé pour Tous ne pourra être atteint dans les pays en développement, que si l'on s'emploie à promouvoir des politiques, des stratégies et une action sociale axées sur la santé. En un mot, il faut intensifier les activités de promotion de la santé et de mobilisation sociale.

La promotion de la santé ainsi définie comme étant l'action politique, éducative et sociale qui sensibilise le grand public aux problèmes de santé et encourage l'adoption de modes de vie sains et l'action communautaire au service de la santé, tout en donnant à la population les moyens de faire valoir ses droits et d'exercer ses responsabilités par une action sur : l'environnement, les systèmes et les politiques en vue de les faire contribuer au progrès sanitaire et au mieux-être de tous.

Il convient de noter qu'aujourd'hui encore, les défis sont grands pour les pays en développement.

1   La plupart de ces pays sont aujourd'hui à une phase de transition sanitaire ;

2   Dans ces pays, le souci de justice sociale, du respect des droits à la santé des femmes, des enfants, des travailleurs n'est pas toujours une réalité ;

3 Pour eux, la santé n'est pas encore reconnue comme faisant partie intégrante du développement économique,

Dans tous ces cas, il faut donc convaincre les décideurs politiques et les planificateurs que l'intégration des questions de santé dans les activités de développement est un impératif. D'où la nécessité pour ces pays de renforcer leur stratégie de promotion de la santé. C'est le cas de notre chère Haïti.

Par la promotion de la santé, on arrive à :

1 Dispenser à la population les connaissances théoriques et pratiques nécessaires pour mener une vie saine ;

2 Faire pression sur les décideurs afin qu'ils tiennent compte de la santé dans leurs politiques publiques et les programmes qu'ils définissent ;

3 Faire comprendre que la santé représente un atout politique et économique ;

4 Créer des alliances entre les différents secteurs en vue de promouvoir des actions multisectorielles ;

5 Susciter le partenariat privé / public ; national / international au profit de la santé ;

Autant d'actions susceptibles de créer des environnements propices à l'amélioration des conditions de santé de la population.

La conférence de Mexico

En l'année 2000, la conférence de Mexico sur la promotion de la santé réunit les Ministres de divers pays. Voici l'une des résolutions les plus pertinentes :

> *1 Les gouvernements doivent travailler au développement économique et social de leur pays et promouvoir l'équité. La promotion de la santé devra être une priorité dans tous les programmes de santé à l'échelle nationale, régionale et locale.*

Nous devons pour cela :

1 Recenser les stratégies connues pour leur efficacité en matière de création des environnements propices à la santé ;

2 Mettre au point des stratégies nouvelles qui soient capables de susciter et soutenir la volonté politique et y apporter les ressources requises tout en veillant à l'application de ces nouvelles stratégies ;

3 Tirer des enseignements de l'expérience acquise par les pays dotés de programmes de santé et de développement.

CHAPITRE III: 1988 LE PROJET PILOTE DE DÉCENTRALISATION DES SERVICES DE SANTÉ

LE PREMIER PROJET MSPP-IDA/BM

1986 la fin du régime des Duvalier marque un nouveau tournant dans l'histoire de la santé publique en Haïti. L'instabilité politique, trois Ministres de la Santé en deux ans et les vagues de « déchoukage » et de protestations ont entraîné le départ de beaucoup de techniciens dans les institutions périphériques. Malgré cette période tumultueuse, le secteur santé a pu bénéficier en 1988 d'un crédit de la Banque Mondiale pour financer un projet de décentralisation des services de santé dans la région sanitaire de l'Ouest qui réunissait les départements de l'Ouest et du Sud Est, le « First Health Project MSPP/IDA/BM ». Comme son nom l'indique ce fut le premier projet de santé financé par L'Agence Internationale de Développement une branche de la Banque Mondiale. Ce projet pilote de décentralisation des services de santé dont j'ai eu à coordonner son élaboration et sa mise en œuvre constituait la deuxième étape de la première réforme sanitaire qui avait débuté par la régionalisation. Ce projet regroupait trois (3) composantes :

1. La décentralisation des services de santé sur les deux (2) départements sanitaires pilotes ;
2. Le renforcement du programme de lutte contre le VIH/SIDA ;

3. Le financement du premier programme national de lutte contre la Tuberculose.

Le projet débuta par un ensemble d'études qui intéressait tout le pays et qui devrait servir de cadre de référence pour l'extension de la décentralisation après évaluation de ce projet pilote, comme c'était le cas dans la régionalisation. Les études touchaient les domaines suivants :

- Le développement d'un système de soins de santé de base ;
- L'étude du personnel de santé ;
- Les dépenses et le financement du secteur ;
- L'infrastructure physique et l'entretien des équipements ;
- La distribution des médicaments et des produits pharmaceutiques ;
- Le développement des systèmes de formation en gestion et supervision ;
- Le développement d'un système d'information d'éducation et de communication ;
- Les aspects de participation communautaire ;
- La formation des agents de santé ;
- La nutrition et la production alimentaire.

OBJECTIF GENERAL DU PROJET

Contribuer à la réalisation de l'objectif santé pour tous par le développement d'un programme de soins primaires de santé dans l'aire de la région sanitaire de l'Ouest.

Après une période de tâtonnement, le document officiel du projet fut élaboré et soumis à la Banque Mondiale, suite à la mise en place d'une nouvelle équipe de gestion assistée d'une consultante de l'OPS/OMS recrutée à cet effet.

L'exécution du projet devrait durer à partir de la date de démarrage des activités six (6) années, réparties en deux étapes. Dès la fin de la première étape la couverture sanitaire de la région devrait atteindre 60% de la population et à la fin des six années la couverture devrait être plus de 90% en comptant les agents de santé. Comme il a été pour le Nord et le Sud avec la Régionalisation.

LES REALISATIONS

Sur le plan normatif, en 1990, dans le cadre du susdit projet, et fort de l'expérience de la Régionalisation, les normes architecturales et organisationnelles du secteur santé furent remaniées pour mieux les adapter aux nouvelles priorités et aux besoins d'une population croissante. Des études furent conduites pour la restructuration de l'AGAPCO.

LA DECENTRALISATION

A partir des fonds de ce projet et sur le modèle des Systèmes Locaux de Santé "SYLOS" le Ministère de la Santé Publique allait implanter ce qu'on appelait les aires programmatiques qui étaient des unités géographiques desservies par une institution de catégories dispensaire, centre de santé avec ou sans lit équipés et pourvus de personnel répondant aux normes de fonctionnement dictées par le Ministère de la Santé Publique et de la Population.

Si les normes ont été remaniées, les catégories et les niveaux sont restés les mêmes. À la base on trouve des agents de santé et des agents communautaires, au premier niveau les dispensaires et les centres de santé avec et sans lits, au deuxième niveau ou niveau de référence les hôpitaux départementaux et l'Hôpital de l'Université d'Etat d'Haïti. Dans le souci de décongestionner les hôpitaux de référence pour garantir des soins de qualité, les références du premier niveau ne devraient plus payer pour la consultation au deuxième niveau, tandis que les patients qui choisissaient de fréquenter en premier lieu les hôpitaux de référence payaient la consultation. Cette disposition visait à éviter un double paiement pour les patients référés par les dispensaires et les centres de santé et décongestionner les institutions de référence toujours dans le souci de garantir la qualité des soins tout en éliminant pour les patients les barrières économiques..

La mise en place des aires programmatiques nécessitait plusieurs actions dont : le renforcement des institutions existantes, la construction de nouvelles institutions. Les choses allaient de bon train le premier décaissement a eu lieu. L'enveloppe de départ qui prévoyait un crédit de seize (16) millions de dollars a été augmenté pour atteindre vingt-sept (27) millions à partir des négociations avec la Banque Mondiale. Des actions suivantes ont été entreprises : la formation du personnel en gestion des services de santé, des contrats furent signés pour la construction de plusieurs centres de santé dans les zones totalement dépourvues telles que Anse à Pitres, Fonds Verrettes, Cayes Jacmel et autres. Deux firmes haïtiennes, La TECINA et la SOGEB avaient gagné les marchés de construction et la Firme LGL construction, le marché pour les études et la supervision.

Le programme de lutte contre la Tuberculose

À la même époque et sous financement de ce projet fut préparé et mis en exécution le premier programme national de lutte contre la tuberculose en collaboration avec la Représentation de l'Organisation Panaméricaine de la Santé / Organisation Mondiale de la Santé "OPS/OMS" et l'International Child Care « ICC/CAT ». Dans ce domaine les premières actions touchaient l'aménagement d'un laboratoire national de contrôle de la tuberculose et la formation du personnel de ce laboratoire. Parallèlement se faisait la formation du personnel de prestation de services pour l'implantation du schéma de traitement de courte durée.

Les activités du projet allaient de bon train dans les trois domaines, quand survint la fermeture des différentes structures administratives du Ministère en juillet 1991 et par la suite le renversement du Président de la République deux (2) mois plus tard, ce qui va se solder par l'embargo économique des Nations Unies dont nous aurons à en parler plus loin.

En ce moment même, nous avons une pensée spéciale pour le Docteur Iderle Célestin qui avait perdu sa vie dans un accident sur la route du Cap Haïtien où il se rendait pour animer une session de formation sur la Tuberculose le lendemain.

LES RETOMBÉES DE LA RÉFORME SANITAIRE

De 1975 à 1990, seize (16) années, d'abord le Département de la Santé Publique puis le Ministère de la Santé Publique et de la Population a connu quinze (15) Secrétaires d'Etat et/ou Ministres, sans rien perdre de ses capacités d'action, car la politique de santé à demeurer inchangée de même que les stratégies. A part quelques mouvements populaires de « déchoukage », à partir de 1986, le personnel tant technique qu'administratif compétent et honnête était respecté de toutes les autorités politiques qui avaient foi dans les valeurs.

Quelles furent les retombées de ces actions de santé publique sur le niveau de santé de la population ?

Ces différentes actions positives ont permis en Haïti l'élimination de la polio vers les années 90, la diminution significative du nombre de cas de rougeole, de diphtérie, de coqueluche, de tétanos et de diarrhée.

De façon pratique, prenons un indicateur pour lequel nous disposons des informations sur toute la période. La Mortalité infantile. L'engagement pour l'an 2000 (santé pour tous en l'an 2000) que l'on croyait être une utopie, était de ramener la mortalité infantile au plus à 50 pour 1000 naissances vivantes dans tous les pays du monde. Plusieurs pays ont dépassé ce chiffre.

Le Comportement de la Mortalité Infantile en Haïti

Année	Taux sur 1000 NV
1976	208
1985	156
1990	110
1995	74
2005	80.5

En Haïti, comme le montre le tableau ci - dessus, cette mortalité est passée de 208 / 1000 NV en 1975 au début de l'ère de la santé publique à 156 / 1000 en 1985 soit dix années après, à 110 / 1000 en 1990 soit cinq années après et à 74 en 1995. Ces chiffres sont tirés des statistiques de santé et des enquêtes EMMUS. Signalons qu'au cours de la période 90- 98, le système de surveillance sentinelle n'a rapporté aucun cas de polio. **En 1993, Haïti va signer avec les pays de l'Amérique la certification de l'éradication de la polio dans la Région.**

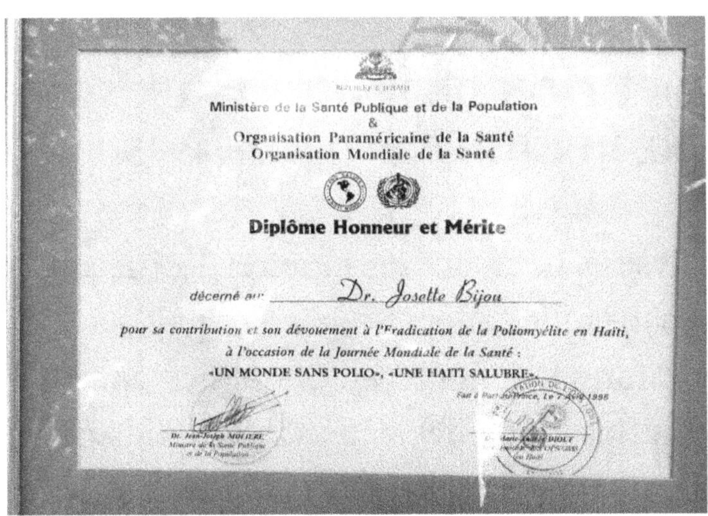

La mortalité maternelle va suivre la même tendance qu'en 1975 au moment du lancement de la réforme sanitaire, elle était à 1,000 pour 100,000 naissances vivantes et atteignait 1,800 dans certains hôpitaux du pays. En 1995 le chiffre national est passé à 457 selon l'enquête EMMUS. Cette mortalité devrait être portée au quart en 2000.

La couverture sanitaire atteignait les 90 à 95 % dans les régions pilotes en considérant l'apport des agents de santé. Le pays était sur la bonne voie en matière de santé publique. Les engagements pris faisaient l'objet de soucis des responsables politiques: le Budget de la Santé atteignait plus de 15 % du budget national.

EVOLUTION DE L'ACCÈS AUX SOINS DE SANTÉ DANS UNE RÉGION PILOTE DE 1975 À 1990 (LE SUD)

Cette analyse a pour but de montrer l'efficacité de la stratégie de Régionalisation adoptée par le pays à l'occasion de la première réforme sanitaire au cours des années 70. La Région sanitaire du Sud l'une des deux (2) Régions pilote réunissait les départements du Sud et de la Grand'Anse, subdivisés en trois(3) Districts sanitaires dont : Les Cayes, Jérémie et Miragoane

Dans ce tableau se trouve résumer la situation de santé avant la régionalisation et les changements positifs qui ont été apportés par l'application de cette stratégie dans cette région.

Type Institutions	Nombre en 1975	Nombre en 1990
Hôpitaux	5	8
Centres de Santé	6	23
Dispensaires	46	58
Total Institutions	57	89
A ce nombre, il convient d'ajouter en 1990 les 160 agents de santé formés durant la période qui n'existaient pas avant		

Avant la régionalisation les institutions publiques représentaient 39 %, les catholiques 55 %, les protestants 6 %. Suite à la régionalisation les institutions publiques sont passées à 66 %, les catholiques 31 %, les protestants 3 %.

Ce qui est plus intéressant, les institutions privées catholiques ou protestantes sont devenues toutes des institutions mixtes. Dans certaines communes, le petit dispensaire privé catholique a été remplacé par un centre de santé de l'État avec lits ou sans lit. C'est le cas des communes d'Aquin, de Port Salut, des Anglais, de Coteaux de St Jean du Sud, Dame Marie, Anse d'Ainault, Pestel, Corail, pour ne citer que celles-là. Ce qui donne à l'État toute l'autorité pour faire appliquer les normes et procédures et garantir des soins de qualité à tous les niveaux.

De même avant la Régionalisation, la majorité des institutions publiques étaient peu fonctionnelles parfois en très mauvais état physique à l'exception de l'Hôpital Immaculée Conception des Cayes. Certaines étaient logées dans une petite pièce vétuste louée d'un particulier. Les institutions privées catholiques et protestantes étaient en bon état physique mais limitées dans leur capacité de fourniture des soins de qualité par manque de ressources humaines. C'est ainsi qu'elles ont été toutes rendues mixtes par un apport en personnel, équipements et matériels liés aux programmes prioritaires : la santé maternelle, la santé infantile, la nutrition, la lutte contre la malaria, la tuberculose, la vaccination.

Quand on se réfère aux normes de couverture du MSPP avant la régionalisation seulement 46.5 % de la population de ces deux départements avait accès à des services parfois qui n'étaient pas de qualité. Suite à la Régionalisation l'accès aux soins est passé à environ 98.9 % avec l'apport des cent soixante (160) agents de santé polyvalents affectés dans les sections communales. Cette situation explique bien les résultats obtenus : baisse de la mortalité maternelle, de la mortalité infantile, élimination de la polio, couverture vaccinale de 99 % des moins de cinq ans.

Nous pouvons donc dire que là où le grand public connaît ses droits et ses responsabilités et quand il peut compter sur une volonté politique et une conscience éclairée à tous les niveaux de l'appareil Etatique, la santé pour tous peut devenir une réalité. Cette réalité nécessite une action conjuguée de tous les secteurs et soutenue par une volonté politique forte.

Nous venons de voir que la promotion de la santé a vu le jour avec l'objectif Santé pour Tous en l'an 2000. La promotion de la santé constitue donc aujourd'hui encore la stratégie la plus judicieuse pour encourager les activités en faveur de la santé dans tous les pays et faciliter l'atteinte des Objectifs sanitaires.

DEUXIÈME PÉRIODE DE 1991 à 2004

CHAPITRE IV: 1991 LA DEUXIÈME RÉFORME

LA SITUATION DU SECTEUR À PARTIR DE 1991

De février à septembre 1991, soit, sept mois le Ministère de la Santé Publique a eu deux Titulaires. Toutefois, la première action prise par le premier titulaire au détriment du secteur de la santé fut le renvoi le 7 mars 1991 des religieuses qui assuraient la superintendance de l'Hôpital de l'Université d'Etat d'Haïti "HUEH", au mépris du contrat qui liait leur congrégation à l'État haïtien. Ce fut un coup dur porté à notre Alma Mater.

Quelques semaines après, c'est au son de la musique qu'une foule de soi- disant médecins vont procéder au "déchouquage" de tous les grands professeurs et chefs de départements, sous prétexte qu'ils étaient des macoutes duvalieristes et qu'il faut nettoyer l'administration de l'hôpital. Scène que j'ai assistée avec beaucoup de tristesse à la télévision. Depuis cette date cet hôpital est devenu ingérable. Le spectateur le moins avisé pourrait se demander quelle fût la cause de ce crime, qui en était le vrai auteur et qui en étaient les bénéficiaires ? Aujourd'hui nous sommes en mesure de dire sans peur d'être démenti, nous sommes tous perdants. Notre système de santé jadis si fort est devenu la risée.

Plus tard, juillet 1991, une date inoubliable dans la mémoire des professionnels de la santé publique. Alors qu'une Firme indépendante la Bryler Corporation conduisait une étude d'évaluation de la Régionalisation et les premières actions de décentralisation, d'un autre côté une commission de techniciens chevronnés travaillait sur un plan de réforme administrative du secteur, Ce devrait être la deuxième réforme. Par une circulaire du Titulaire du Ministère de la Santé Publique, toutes les structures de gestion du niveau central, régional et de district ont été fermées et les dirigeants renvoyés sans aucune explication. Au grand mépris des normes existantes et des engagements pris par l'Etat haïtien. A la direction de certaines régions et certains districts sanitaires, le spécialiste en santé publique était remplacé par un jeune médecin sans expérience et parfois même un finissant du service social. Ce fut la fin de la santé publique en Haïti. Frustration !!! Déception !!! Découragement !!! On ne trouve plus de mot pour qualifier ce qui s'était passé.

Cette action n'a pas manqué de susciter la colère et l'indignation des professionnels de santé publique qui avaient investi leur temps, leur savoir et leur savoir-faire dans des conditions parfois très difficiles loin de leur famille. Ils se sont retrouvés au chômage sans zone de retraite puisqu'ils n'avaient pas eu le temps de développer une certaine pratique médicale privée. Protestation écrite de l'Association de Santé Publique d'Haïti « ASPHA », une lettre ouverte fut envoyée au Ministre de la Santé avec copie à toutes les instances nationales et internationales concernées par les questions de santé publique dans le pays. Notons qu'à la même date, la centrale autonome de médicaments (AGAPCO) fut fermée, ce qui a paralysé les études en cours pour sa restructuration.

Les difficultés du secteur de la santé ne cessent d'augmenter. Toutes les structures administratives sont devenues dysfonctionnelles. Les professionnels de santé publique, pour la plupart, vont rejoindre les rangs des grandes ONG et de quelques organisations internationales. Inutile de mentionner que les institutions de santé souffraient grandement de la situation. Rupture de stock de médicaments, de produits essentiels dont même des vaccins puisque le système d'approvisionnement a été interrompu par la fermeture de l'entité administrative chargée de la distribution. La population est aux abois. Malgré cette situation inacceptable la courageuse position de la ASPHA va étonner plus d'un qui avaient peur de la force répressive d'alors. Le Pè Lebrun et le Déchouquage systématique étaient la règle pour punir ou éliminer tous ceux qui n'étaient pas d'accord avec ces actions de barbaries qui ne pouvaient que ternir l'image du pays.

LETTRE OUVERTE DE L'ASSOCIATION DE SANTE PUBLIQUE D'HAITI "ASPHA" AU MINISTRE DE LA SANTÉ PUBLIQUE ET DE LA POPULATION

23 Juillet 1991

Monsieur le Ministre,

Votre lettre en date du 21 mars 1991 sollicitant la représentation de l'Association de Santé Publique d'Haïti (ASPHA) à la Commission Préparatoire à la Réforme des Structures de Santé (CPRSS) nous avait comblés de plaisir à l'idée que notre participation permettrait à la ASPHA d'atteindre pleinement l'un de ses objectifs prioritaires pour l'année 1991 ; participer à la restructuration du système sanitaire d'Haïti.

Nous nous étions réjouis aussi quand le représentant de notre Association nous décrivit le contenu de la Réforme tel que préconisé par la Commission. Nous avions découvert dans son exposé des concepts qui traduisaient la projection de nouvelles structures de santé aptes à améliorer la qualité des services tout en les rendant plus accessibles. L'autonomie des départements pourrait se développer sans gêner l'intégration des communautés dans les systèmes de santé ni handicaper l'articulation qui doit nécessairement exister entre les différents niveaux pour que le préventif et le curatif se complètent.

De plus, le calendrier d'activités élaboré pour la période d'avril à septembre 1991 que vous nous aviez communiqué avec une copie de la lettre du 2 mai, adressée aux membres de la C.P.R.S.S. ne laissait aucun doute sur votre détermination à conduire la réforme de manière rationnelle.

Imaginez donc, Monsieur le Ministre, notre grande surprise en apprenant, par la voix des ondes et à la lecture d'une circulaire, la fermeture des Directions Centrales, et des Bureaux de Gestion au niveau des Régions, Départements, Districts et Sous -Régions sanitaires.

Cette décision qui doit répondre à certains impératifs mérite cependant d'être élucidée pour les administrés et la population, car elle reste lourde de conséquences pour les objectifs de la Réforme projetée. Aussi, si nous affichions une attitude passive après avoir pesé les effets négatifs de ce brusque virage, nous aurions trahi la mission de l'ASPHA et du même coup, méprisé les attentions que vous accordez à cette Association quand vous estimez si nécessaire la participation des groupes externes aux activités du Ministère.

Monsieur le Ministre, parler d'effets regrettables de ces mesures n'est purement pas abusif. On semble en effet abandonner une réforme planifiée pour des mesures ponctuelles et urgentes qui démantèlent les structures existantes. Or, qu'elles portent la dénomination de Régions, Districts, Aires Programmatiques, ou de Départements, Communes, Sections Communales, l'organisation de ces structures administratives intermédiaires de santé est déterminante dans le processus de décentralisation afin d'assurer l'extension de la couverture sanitaire au double point de vue quantitatif et qualitatif.

Dans les années 70, le Ministère de la Santé Publique et de la Population, à la suite d'analyses approfondies de la situation sanitaire du pays, élabora, en se basant sur les directives générales et les recommandations spécifiques du Plan Décennal de Santé pour les Amériques (1971-1980), un Plan National de Santé caractérisé par le système de Régionalisation Sanitaire. Cette option devrait permettre de relever les défaillances des districts qui, fonctionnant jusque- là sous la supervision immédiate de la Direction Générale, n'arrivaient pas à optimiser la qualité des soins et à rendre accessibles à toute la population urbaine, suburbaine et rurale des services de santé intégrés.

L'expérience de la régionalisation définie par le plan national de santé comme *« un ensemble d'éléments ordonnés en unités organico - fonctionnelles susceptibles d'assurer l'usage méthodique des ressources humaines et matérielles des institutions de santé publique et privées »* s'était révélé positive. En témoigne, une amélioration remarquable de certains indicateurs de santé : le taux de mortalité infantile est passé de 125 à 90 / 00, l'absence de cas déclarés de Polio depuis près de vingt (20) mois ; nous pouvons également signaler le changement positif du comportement sanitaire de la population, l'intérêt croissant des communautés aux activités de santé, l'amélioration des prestations des institutions périphériques et des agents de santé, le succès des campagnes de vaccination….

Les résultats obtenus suite à cette expérience de Régionalisation n'ont malheureusement pas été consolidés durant ces trois dernières années. Tout comme beaucoup d'autres techniciens nationaux et internationaux, nous avons constaté au contraire une certaine dégradation des conditions médico-sanitaires imputable en partie, il est vrai, aux commotions politico sociales qui ont bouleversé la vie nationale durant ces cinq dernières années.

Dans ce contexte, nous avions toujours souhaité ardemment l'établissement d'un système politique démocratique pour redresser la situation méthodiquement, scientifiquement avec une note prédominante : la décentralisation et l'autonomie des départements préconisées par la Constitution de 1987, lesquelles ne diffèrent pas conceptuellement de la stratégie de la Régionalisation.

Monsieur le Ministre, vos premières démarches en ce sens étaient très rassurantes, si l'on se réfère au calendrier d'activités du Ministère déjà cité dans cette correspondance. Aussi, cette brusque déviation nous laisse pantois.

Nous sommes en pleine saison cyclonique, une recrudescence de cas de typhoïde (épidémie) surgit en divers points du pays, la menace du Choléra plane également sur notre pays…, Paradoxalement des instructions sont passées aux responsables des hôpitaux, centres de santé et dispensaires pour qu'ils établissent le contact avec la Direction Générale si éventuellement certains problèmes surviennent dans leurs aires d'intervention. Pensez-vous, Monsieur le Ministre, qu'en attendant la mise en place des structures prévues par une nouvelle Loi Organique, ce retour à un système qui a failli il y a environ deux décennies, soit sans risques pour les populations à desservir ? L'exemple du Programme Élargi de Vaccination (PEV) est assez éloquent. Le bureau de coordination est maintenant directement responsable de l'approvisionnement de toutes les institutions de santé du Pays. Comment pourrait-on éventuellement satisfaire les besoins des centres tels que, Bombardopolis, Tiburon, Anse d'Ainault, Anse à Pitres, Carice, Mont Organisé…. Puisque l'approvisionnement direct à partir de l'administration centrale ne saurait permettre le renouvellement des stocks de vaccins des institutions au rythme mensuel qui garantit leur efficacité.

Monsieur le Ministre, nous n'aimerions pas terminer cette lettre sans vous faire part de notre préoccupation sur la situation incertaine faite, par votre décision, aux professionnels de la Santé qui sont demeurés compétents et honnêtes à travers leur exercice professionnel et notamment sur les membres de l'ASPHA. Spécialistes en Santé Publique pour la plupart, ils ont déjà consacré 10, 15, 20 ans de leur existence au service du Ministère de la Santé Publique et de la Population, sans assurance, travaillant dans des conditions difficiles, sans confort et souvent éloignés de leur famille. Le déplacement fréquent en différents points du territoire, pour les besoins du service, de ces techniciens leur enlève d'ailleurs toute possibilité d'une pratique privée lucrative. Tous ces travailleurs de santé pensaient que les sacrifices consentis pour améliorer les conditions sanitaires des populations démunies, alliés à leur compétence, leur honnêteté et leur expérience leur conféreraient le droit à une certaine sécurité de l'emploi. Bien au contraire, les postes qu'ils occupaient ont été supprimés !

Monsieur le Ministre, au terme de cette correspondance nous voudrions vous assurer que le seul objectif de notre intervention est d'assister le Ministère dans la gestion d'une opération administrative complexe.

A cet effet, l'Association de Santé Publique d'Haïti (ASPHA) souhaite que sa démarche soit appréciée à sa juste valeur, et elle saisit cette occasion pour vous renouveler, Monsieur le Ministre, l'assurance de ses considérations distinguées. *(Lettre signée par)*

Dr Josette BIJOU M. D   **M.**   **Jérémie THÉODORE**
Maitre en Santé Publique Administration   *Spécialiste en Gestion/*
Présidente   *Secrétaire Général*

Copie de cette lettre a été envoyée à toutes les entités nationales et internationales concernées par les problèmes de santé dans le pays

LE RENVERSEMENT DU PRÉSIDENT DE LA RÉPUBLIQUE ET L'EMBARGO COMMERCIAL ET ÉCONOMIQUE

Deux mois plus tard, les professionnels de la santé ne s'étaient pas encore réveillés de leur cauchemar quand survint la nouvelle du coup de force militaire qui renversa du pouvoir le Président de la République, avec tous les problèmes qui se sont suivis : la non reconnaissance du Gouvernement Provisoire par la Communauté Internationale, l'embargo commercial, l'affaiblissement de l'État pour le secteur santé, puisque les structures étaient déjà disloquées et le personnel cadre renvoyé. Pour venir en aide à la population, la Communauté Internationale renforce son action au niveau des ONG à partir d'une opération humanitaire. Dès lors les ONG se multiplièrent. Beaucoup de spécialistes de santé publique au chômage vont rejoindre les rangs des ONG puisqu'ils n'avaient jamais développé une pratique privée lucrative en raison de leur mobilité pour servir leur pays.

En trois ans, le pays va connaître trois Gouvernements et le Ministère de la Santé, trois Ministres. Les institutions de santé malgré les difficultés ont tenu bon tant bien que mal, mais les programmes de santé publique ont été frappés de plein fouet avec un ralentissement considérable de leurs activités. La Communauté Internationale tente de relever le défi, à travers des actions d'ordre humanitaire, conduites par la Représentation de l'Organisation Panaméricaine de la Santé / Organisation Mondiale de la Santé "OPS/OMS", qui a su faire de son mieux pour aider le maximum de population et en priorité les plus vulnérables. Pour avoir été témoin des opérations, je peux dire que l'OPS/OMS s'était montrée à la hauteur de cette mission qui lui avait été confiée. Cependant, tous ces gestes étaient qualifiés d'ingérence par les autorités haïtiennes en place.

L'AIDE HUMANITAIRE EN SANTÉ

En quoi consistait l'aide humanitaire qui a fait couler tant de salive ?

J'ai eu l'occasion de participer au comité de gestion de l'aide humanitaire en santé en qualité de volontaire d'abord et ensuite de consultante nationale à la Représentation de l'OPS/OMS. Dès le départ, j'avais posé les conditions de ma participation. Je n'accepterais aucune discrimination. L'aide en santé doit parvenir à tout type d'institutions à but non lucratif qu'elles soient privées ou publiques. La différence doit être faite entre ceux qui ont créé, qui maintiennent l'instabilité politique dans le pays, qui en profitent et la population haïtienne victimes de cette instabilité.

De la sorte nous avions pu garantir un minimum de services à la population en fournissant aux institutions tant privées que publiques des médicaments, du matériel et des intrants de toutes sortes. Nous avons même consenti moyennant la couverture d'une ONG des réparations physiques à certains centres publics. Par exemple, le sanatorium des Cayes avec la collaboration du Rotary Club des Cayes a été réhabilité à partir des fonds de l'aide humanitaire.

Des sessions de formation à la gestion des médicaments ainsi que des projets sociaux : construction de latrines sanitaires et de petits systèmes familiaux d'eau potable en milieu rural furent conduits dans le Far West avec la collaboration de l'Initiative de Développement, de la Child Care Haïti et le Comité Bienfaisance de Pignon pour ne citer que ces principales ONG. Mais la liste des partenaires bénéficiaires est longue.

Cependant, il faut avouer qu'une telle performance nous a valu une double dépense d'énergie et de temps. Je me permets de saluer le courage de mon ami Jean Claude TROUIN, un canadien avec qui j'ai fait le tour du pays à la visite des institutions en vue d'informer certaines et d'apporter les intrants nécessaires à d'autres qui ne disposaient pas des moyens de se déplacer. Ce fut pour moi une nouvelle expérience parmi tant d'autres.

CREATION DE PROMESS /
LANCEMENT DE LA STRATÉGIE DOTS POUR
LE TRAITEMENT DE LA TUBERCULOSE

Les réflexions du comité de gestion de l'aide humanitaire étaient profondes, pour ne pas détruire le système de recouvrement des coûts existant dans le pays et déstabiliser le secteur, le comité avec le consentement des bailleurs de fonds de l'aide humanitaire a pris l'initiative de mettre en place la centrale de médicaments PROMESS ; une institution à but non lucratif qui travaille à rendre disponible les médicaments et les intrants nécessaires au bon fonctionnement du secteur santé. Cette institution était gérée par la Représentation de l'OPS/OMS assistée d'un comité de gestion dont je fus la première présidente. Au retour à l'ordre constitutionnel la présidence du comité fut remise au MSPP. Cette entité aujourd'hui encore continue à desservir les institutions à but non lucratif en leur fournissant des médicaments et intrants médicaux de qualité sûre à coûts réduits.

A cette même époque une équipe composée du Dr Myrtha LOUISSAINT, de Madame Adrienne SALOMON, de Monsieur Frantz LAMOTHE, des amis de la International Child Care « ICC/CAT » et votre serviteur a lancé le schéma de traitement de courte durée de la tuberculose sous le financement de l'OPS/OMS. Ces actions étaient programmées dans le projet pilote de décentralisation financé par la Banque Mondiale mais bloquée en raison de l'embargo. En dépit des multiples efforts déployés tant du côté de la Communauté internationale que de plusieurs cadres et Institutions nationaux, la situation du pays n a cessé de se dégrader jour après jour sous le poids de l'embargo économique. Le système sanitaire est l'un des grandes victimes.

INITIATIVE DES AGENCES DES NATIONS UNIES AU PAYS

Après plusieurs mois, huit Agences du Système des Nations Unies présentes au pays vont se mettre ensemble pour former un comité inter-agence avec pour mission d'élaborer un plan d'action humanitaire intégré et d'assurer sa mise en œuvre sous les auspices du Département des Affaires Humanitaires des Nations Unies, une entité nouvellement créée au sein du système. Le but de cette initiative était de pouvoir formuler un appel consolidé en vue d'améliorer l'efficacité de l'aide humanitaire. Pour l'édification de nos lecteurs, nous prenons plaisir à rapporter ce passage du plan d'action :

'La pérennisation de la crise depuis onze mois a abouti à une grave détérioration de la situation économique, sociale, sanitaire et alimentaire déjà critique du pays, la désorganisation totale des institutions gouvernementales et l'instauration d'un climat d'insécurité.

L'assistance humanitaire prévue pour quelques mois se retrouve aujourd'hui en quasi-rupture de fonds, en dépit des efforts de certaines Agences des Nations Unies présentes en Haïti qui ont pu mobiliser des ressources financières complémentaires permettant la mise en place de certains projets dans le cadre de l'aide humanitaire. Néanmoins ces ressources restent largement insuffisantes pour faire face aux besoins des populations démunies et enrayer le processus de dégradation engendré par la crise.

C'est pourquoi devant l'absence d'une perspective d'amélioration de la situation à court terme, les huit Agences des Nations Unies encore présentes sur le terrain (FAO, FENU, FNUAP, HCR, OPS/OMS, PAM, PNUD, UNICEF) ont décidé de constituer un comité inter-agences afin d'établir sous les auspices du Département des Affaires Humanitaires DAH récemment créé au sein du Secrétariat des Nations Unies les bases d'un plan d'action humanitaire intégré dans le but de formuler un appel consolidé.

La création de ce comité répond à la nécessité de coordination et de coopération inter-agences conformément à la résolution 46/182 adoptée par l'assemblée nationale des Nations Unies du 14 avril 1992 sur le thème du renforcement de la coordination de l'assistance humanitaire d'urgence des Nations Unies, dont la mise en application a été confiée au Département des Affaires Humanitaires.

En effet, sous peine de voir tous les efforts entrepris depuis des années en particulier par la communauté internationale réduits à néant, tant dans le domaine des infrastructures (route, systèmes d'adduction d'eau et *d'irrigation, centrales électriques) que dans celui de la coopération technique (santé, éducation, agriculture, environnement) et d'être confronté à un processus irréversible de paupérisation absolue. Il est maintenant nécessaire d'envisager une nouvelle approche de l'aide élargie au-delà de la seule fourniture d'aliments et de médicaments, par nature provisoire et créatrice par sa prolongation même, de mécanismes de dépendance et de déresponsabilisation des bénéficiaires.*

Le présent plan établi pour un an n'a pas pour objet de résoudre les problèmes de fond auxquels le pays est confronté, mais vise à enrayer le processus de détérioration accentuée par la crise, (coordination, décentralisation) et de créer des mécanismes qui perdureront au-delà de sa mise en œuvre.)

Dans ce plan étaient présentés des programmes intéressant les différents secteurs ainsi que les fonds nécessaires à leur mise en œuvre.

1994 RETOUR À L'ORDRE CONSTITUTIONNEL

Au retour à l'ordre constitutionnel, après trois années de lutte pour la survie du secteur santé, l'État était devenu trop faible pour faire face au secteur privé ONG, qui s'est lui-même consolidé parce qu'il disposait non seulement des ressources financières de la coopération internationale mais aussi des ressources humaines qualifiées en la personne des anciens cadres du Ministère renvoyés par les dirigeants en juillet 1991, sous prétexte d'une réforme administrative, sans oublier la multiplication des ONG durant les trois années. Au lieu de mettre en place une stratégie pour contourner cette difficulté, les dirigeants du Ministère de la Santé, sans tenir compte de leurs faiblesses, ont préféré se lancer dans une lutte secteur privé /secteur public pour le grand malheur du secteur santé déjà disloqué depuis juillet 1991.

A la même époque, ils ont relancé leur processus de réforme administrative sans aucune planification préalable. Des départs volontaires, des mises à la retraite anticipée constituaient l'essentiel de cette réforme. À croire des employés témoins, un beau matin, certaines institutions telles que la Maternité Isaïe Jeanty Léon Audain « MIJLA », l'Hôpital de l'Université d'Etat d'Haïti « HUEH » étaient totalement bloquées et les responsables ont dû faire appel à un personnel informel pour pouvoir donner des soins aux patients. Dès lors réapparu au sein des institutions sanitaires publiques le régime de « personnel à gage » éliminé en 1986, avec le Dr Michel LOMINY Ministre d'alors.

Se basant sur l'adoption de la Constitution de 1987, qui parle de départementalisation, vers 1991 sans transition sans évaluation le système de santé a été scindé en dix Départements sanitaires correspondant aux dix départements géographiques. Les régions et districts ont disparu. Les dix directions départementales relèvent directement de la DG du MSPP. Vers 1994, avec le retour à l'ordre constitutionnel, le MSPP réintroduit l'idée de décentralisation des services de santé par la création des Unités Communales de Santé "UCS" sans aucune base légale. Il était prévu d'en avoir 58.

Les structures liées à la Régionalisation qui assuraient la coordination entre les secteurs et la participation de la communauté. Telles que la CORCOPLAN, les Comités Consultatifs Communaux, le Comité Régional de Développement Économique et Social, comme les districts vont disparaître. Chaque secteur se débrouille.

La mise en place de cette nouvelle Politique Sanitaire avec les UCS va traîner durant plusieurs années avec des hauts et des bas. Dans le cadre de cette prétendue Réforme, le MSPP présente l'UCS comme une entité du système national de santé qui met en relation cinq éléments.

1. Un espace géographique dénommé « *aire de santé* » ;

2. Une *population de desserte* estimée à 150 à 250,000 habitants ;

3. Des organisations sanitaires mises en réseau (système de réf./contre réf.) ;

4. Un paquet minimum de services disponible suivant une approche complémentaire entre les différents échelons ;

5. L'organisation et la *redéfinition du personnel prestataire.;*

L'Unité Communale de Santé «UCS» est donc une organisation en réseau, dans un territoire défini couvrant une population et réunissant des acteurs, des institutions de santé et des organisations communautaires (le PSNRSS)

Avec cette Politique, La structure du système de santé a connu de profonds changements. La pyramide compte actuellement trois niveaux.

N 1. Les HCR et les SSPE;
N 2. Les 10 Hôpitaux départementaux ;
N 3. Les H. U. et les Hôpitaux spécialisés.
A la base on parle de comités locaux formés de volontaires au lieu d'agents de santé.

Ce bouleversement des structures de gestion et de prestation des services de santé a pesé lourd sur le secteur. Malgré les résultats favorables de l'enquête de morbidité et de mortalité de 1995, il faut toujours attendre au moins cinq ans pour mesurer l'impact en santé. En effet, à la fin de l'année 2000, plusieurs cas de paralysie flasque (polio suspecte) ont été identifiés, heureusement qu'il ne s'agissait pas du retour du virus sauvage, mais plutôt d'une contamination à partir de virus vaccinal. Tout de même ceci était dû à une accumulation des susceptibles et la baisse de la couverture vaccinale chez les moins de cinq ans. Avec l'arrêt du programme de vaccination, en raison de l'embargo, les nouveaux enfants n'étaient pas vaccinés. Des poussées de rougeole avec un nombrc élevé de décès ont été enregistrées dans plusieurs départements sanitaires.

Les institutions de santé périphériques pour la plupart ont perdu leur staff, le personnel renvoyé ou déchouqué. L'Hôpital de l'Université d'État d'Haïti « HUEH » la principale institution de référence est devenue ingérable. La population a perdu confiance dans les institutions publiques, en même temps les privées non lucratives n'offrent pas le standard désiré. Les malades les plus pauvres sont aux abois. Les autorités de santé n'ont aucune crédibilité. Les jeunes professionnels spécialistes en santé publique n'ont plus le même engouement pour gagner les rangs de la fonction publique. À moins d'occuper la fonction de Ministre ou de Directeur Général, pour la majorité ils préfèrent bosser en privé dans les organisations internationales, les grandes ONG ou ouvrir leur propre firme de consultation.

Beaucoup de spécialistes en médecine clinique refusent d'emblée les postes de province, car sous la manipulation de certains politiciens le « déchoukage » était le phénomène courant dans toutes nos villes de province.

Entre-temps, les facteurs déterminants de la santé : la paix, l'éducation, l'alimentation, l'économie, l'écosystème, l'habitat poursuivent leur dégradation. Malgré les efforts déployés par les dirigeants du Ministère de la Santé : campagne de vaccination, élaboration de nouvelle politique, adoption de nouvelle stratégie « UCS » par exemple, construction de certains centres, les principaux indicateurs comme :

1 -La mortalité infantile et la mortalité maternelle accusent une tendance à la hausse, la couverture vaccinale reste très faible avec pour conséquence des poussées de rougeole et de diphtérie dans les différentes communes du pays ;

2 -La mortalité maternelle est passée de 457 pour 100,000 naissances vivantes NV en 1995 à 523 pour 100,000 NV en 2000 ;

3 -La mortalité infantile est passée de 74 pour 1000 naissances vivantes NV en 1995 à 80.3 pour 1000 NV en 2000 ;

4 La couverture vaccinale oscille entre 30 et 35 % chez les moins de cinq ans, tandis qu'elle atteignait les 80 à 90% les années 90.

A partir des années 97, deux nouveaux fléaux sociaux ont pris place au tableau des dix premières causes de mortalité il s'agit : du VIH/SIDA dont les premiers cas ont été diagnostiqués les années 82, ils vont se multiplier rapidement pour occuper la première place dans la mortalité chez les jeunes, tout en se retrouvant chez les moins de cinq ans et les plus de cinquante ans et de la violence sous toutes ses formes.

A propos de la violence il convient de souligner la faiblesse des statistiques puisque les médecins avaient peur de compléter le certificat quand le décès était associé à une cause violente. Des fois on ne trouvait sur le formulaire qu'un « B » qui signifiait balle dont on ignore l'origine. De plus, comment ne pas citer le phénomène de la drogue comme facteur favorisant cette violence aveugle puisque déjà les maladies mentales suivaient une courbe ascendante.

Signalons au cours de cette période l'arrivée des brigades de santé cubaines composées de médecins, infirmières et autres qui ont accepté de travailler dans les coins les plus reculés du pays, moyennant que des conditions minima de vie soient réunies

La Promotion de la Santé en Haïti

Dans cette dynamique de promouvoir l'accès universel aux soins et fort du soutien technique de la Représentation de l'Organisation Panaméricaine de la Santé / Organisation Mondiale de la Santé "OPS/OMS", le Ministère de la Santé Publique et de la Population "MSPP" élabora en 1997 la première charte nationale de promotion de la santé. Cette Charte nationale fut adoptée officiellement le 18 novembre 1998 dans une cérémonie qui a eu lieu au théâtre national ; laquelle cérémonie était présidée par le Ministre de la Santé le Dr Michaèle Amédée Gédéon.

A partir de cette date, plusieurs initiatives furent prises par le Ministère dont la création de l'Unité de Communication et d'Éducation Sanitaire "l'UCES". Sous la direction du Dr Yvelte Biamby Jacques. Avec l'appui technique de l'OPS/OMS, l'UCES a procédé à la mise en place des mouvements Municipalités, Eglises et Ecoles promotrices de la santé. Pétion Ville était désignée pour être une Municipalité pilote. Les activités avaient même démarré. Parallèlement, ont vu le jour la commission nationale de promotion de la santé et le comité de lutte contre le tabagisme. A ce dernier participaient toutes les instances concernées par la production, la commercialisation et la consommation du tabac et ses dérivés. Ce furent : des représentants de plusieurs Ministères, des Représentants des associations de santé et même un délégué de la compagnie Comme il faut.

Plusieurs espaces publiques furent certifiés : Espace non-fumeur et sans fumée de tabac. Nous pouvons citer les bureaux du Ministère de la Santé Publique et de la Population, du Ministère à la Condition Féminine et aux Droits des Femmes, du Ministère de l'Environnement et bien d'autres. A partir de 2001, les choses sont redevenues très difficiles avec les troubles socio- politiques. Toutefois les activités se poursuivent et le Gouvernement haïtien va signer en 2003 la convention cadre de lutte anti-tabac.

Ce document qui interdit la publicité en faveur du tabac un produit très nocif pour la santé, à date n'a jamais été ratifié par le Parlement haïtien. De même les pays signataires de cette convention se sont engagés à lutter contre la contrebande en faveur du tabac et les produits dérivés.

Plus tard, poursuivant ses actions devant conduire à l'atteinte des objectifs du Millénaire, le Ministère de la Santé dans le cadre de la modernisation du Ministère a créé dans la loi organique adoptée en 2006, la Direction de Promotion de la Santé et de Protection de l'Environnement la "DPSPE". Cette démarche vise à donner plus d'éclat aux activités de promotion de la santé et de protection de l'environnement puisque nous avons défini la santé comme étant l'état d'équilibre entre l'homme et son environnement physique, social et économique et nous avons dit que la promotion de la santé est la stratégie la plus judicieuse qui bien appliquée peut conduire un peuple à l'accès universel aux soins de santé. En 2015, nous nous réjouissons de voir que cette direction fonctionne encore, elle s'est même renforcée comme on l'avait souhaité lors de sa création.

CHAPITRE V: L'AN 2000 LES OBJECTIFS DU MILLÉNAIRE POUR LE DÉVELOPPEMENT (OMD)

LES OBJECTIFS DU MILLÉNAIRE POUR LE DÉVELOPPEMENT

Suite à la non atteinte de l'objectif santé pour tous en l'an 2000, les Nations Unies vont lancer un nouvel appel. C'est ainsi qu'en l'année 2000, les dirigeants du monde entier vont prendre l'engagement de réduire de moitié d'ici 2015 l'extrême pauvreté et d'améliorer la santé et le bien-être des plus pauvres. De cet engagement baptisé Déclaration du Millénaire découlent huit (8) objectifs de développement. Dc ces huit (8) objectifs trois (3) relèvent de la compétence du secteur santé, trois (3) autres sont en étroite relation avec le secteur. Des dix-huit (18) cibles, huit (8) relèvent de la santé et des quarante-huit (48) indicateurs, dix-huit (18) touchent la santé. Tout ceci nous montre l'importance de ce secteur dans tout processus de développement d'un pays, d'un peuple et d'une nation.

Dès lors tous les pays se sont mis au travail. Certains ont dépassé les cibles. En Haïti, on peut se demander au cours des dernières années, si les dirigeants sont conscients des engagements pris à l'occasion des sommets ou réunions internationaux relatifs au bien-être de la population. Oui plusieurs plans stratégiques ont été élaborés, certains avec l'appui financier international. Ils sont tous classés dans les tiroirs. La priorité est à la politicaillerie, peu importe si la population meurt. Seul le droit à la parole, aux protestations et aux manifestations est important. Les droits fondamentaux essentiels d'un individu sont légués au second plan : le droit à la nourriture, à la santé, à l'éducation, au logement, à la sécurité, le droit à un travail décent, ils ne concernent nullement les dirigeants. Le pire c'est que le peuple haïtien a fini par adopter une attitude de résignés, ce qui fait l'affaire des politiciens insouciants qui nous dirigent.

. **Objectifs relevant directement du Secteur Santé**

Objectif 4 : Réduire **la mortalité des enfants de moins de cinq ans**	
Cible 5 :	**Indicateurs de santé**
	Taux de mortalité des moins de cinq ans
	Taux de mortalité infantile
	Proportion d'enfants vaccinés contre la rougeole
Objectif 5 : Améliorer la santé maternelle	
Cible 6 :	**Indicateurs de santé**
	Taux de mortalité maternelle

	Proportion d'accouchements assistés par un personnel qualifié

Objectif 6 : Combattre le VIH/SIDA, le paludisme, la Tuberculose et d'autres maladies	
Cible	**Indicateurs de santé**
	Taux de prévalence du VIH chez les femmes enceintes âgées de 15 à 24 ans
	Taux d'utilisation de la contraception
	Taux de scolarisation des orphelins par rapport au taux de scolarisation des enfants non orphelins âgés de 10 à 14 ans
	Taux de prévalence du paludisme et taux de mortalité lié à cette maladie
	Proportion des personnes vivant dans les zones à risque qui utilise des moyens de protection et des traitements efficaces contre le paludisme
	Taux de prévalence de la tuberculose et taux de mortalité lié à cette maladie

	Proportion de cas de tuberculose détectés et soignés dans le cadre du DOTS traitement de brève durée sous surveillance directe .

Objectifs ayant des liens avec la Santé

Objectif 1 : Réduire l'extrême pauvreté et la faim	
Cible	**Indicateurs de santé**
1 : Réduire de moitié, entre 1990 et 2015, la proportion de la population dont le revenu est inférieur à un dollar par jour	
	Pourcentage d'enfants de moins de cinq ans présentant une insuffisance pondérale
	Proportion de la population n'atteignant pas le niveau minimal d'apport calorique

Objectif 7 : Assurer un environnement durable

Cible	Indicateurs de santé
9 : Intégrer les principes du développement durable dans les politiques nationales et inverser la tendance actuelle à la déperdition des ressources environnementales	
10 : Réduire de moitié d'ici à 2015 le pourcentage de la population qui n'a pas accès de façon durable à un approvisionnement en eau de boisson salubre et à des services d'assainissement de base.	Proportion de la population urbaine et rurale ayant accès à une source d'eau potable.
11 : Réussir, d'ici à 2020, à améliorer sensiblement la vie d'au moins 100 millions d'habitants de taudis.	Proportion de la population ayant accès à un meilleur système d'assainissement en zones urbaines et rurales.
Objectif 8 : Mettre en place un partenariat mondial pour le développement	
Cible	**Indicateur de santé**
12 : promouvoir la mise en place d'un système commercial et financier multilatéral ouvert, fondé sur des règles, prévisibles et non discriminatoires	
13 : s'attaquer aux besoins particuliers des pays les moins avancés	

14 : répondre aux besoins particuliers des pays sans littoral et des petits États insulaires en développement
15 : traiter globalement le problème de la dette des pays en développement par des mesures d'ordre national et international propres à rendre leur endettement viable à long terme
16 : en coopération avec les pays en développement, formuler et appliquer des stratégies qui permettent aux jeunes de trouver un travail décent et utile

17 : En coopération avec l'industrie pharmaceutique, rendre les médicaments essentiels disponibles et abordables dans les pays en développement	Proportion de la population ayant directement accès à des médicaments de base d'un coût abordable.

18 : en coopération avec le secteur privé, faire en sorte que les avantages des nouvelles technologies, en particulier des technologies de l'information et de la communication, soient accordés à tous.

Bien que les objectifs 2 et 3 ne soient pas en relation avec le secteur, en raison de leur impact positif ou négatif sur la santé nous avons trouvé nécessaire de les signaler pour le lecteur

Objectif 2 : assurer l'éducation primaire pour tous

Cible 3 : *d'ici à 2015 donner à tous les enfants, garçons et filles, partout dans le monde, les moyens d'achever un cycle complet d'études primaires*

Objectif 3 : promouvoir l'égalité des sexes et l'autonomisation des femmes

Cible 4 : *éliminer les disparités entre les sexes dans les enseignements primaires et secondaires d'ici à 2005 si possible, et à tous les niveaux de l'enseignement en 2015 au plus tard.*

LA SITUATION SANITAIRE DE 2001 À 2004

Suite aux élections truquées de mai et de novembre 2000, le pays allait connaître des jours difficiles. De février 2001 date de la prise du pouvoir du nouveau Président à février 2004 la situation politique du pays ne cesse de se dégrader. Une violence aveugle fut déclenchée dans les différentes villes du pays pour finalement gagner la capitale et ses environs. La classe politique haïtienne, la société civile, les étudiants, une fraction du secteur religieux se sont unis comme un seul homme pour dire non à cette situation et réclamer le départ du Président de la République, la mise en place d'un Gouvernement de consensus et la réalisation des élections générales, puisque le Parlement était déjà contesté depuis les élections frauduleuses de mai 2000.

Cette situation a entraîné une crise politique qui a eu des conséquences désastreuses pour le pays et le secteur santé déjà très faible n'a pas été épargné. Ce secteur qui, depuis juillet 1991 ne fait que régresser pour atteindre en 1994, son point le plus bas, avec la fameuse réforme administrative qui a occasionné le départ volontaire ou la mise à la retraite anticipée d'un nombre important de personnel, parmi lesquels des professionnels très qualifiés. La plupart des grands hôpitaux étaient fermés, pas d'approvisionnement, pas d'électricité, les membres du personnel déjà trop restreint s'étaient vus obligés d'abandonner leur poste pour se protéger de l'insécurité qui n'épargnait nullement les centres hospitaliers et les universités. En témoignent les évènements dû à la Faculté des Sciences Humaines et d'autres attaques sur l'Hôpital de l'Université d'État d'Haïti et la Maternité Isaïe Jeanty. Enfin les dirigeants avaient même jugé nécessaire de placer à l'HUEH une brigade de la police nationale en vue d'apporter une réponse à cette violence aveugle. Ce fut une perte de confiance totale de la population vis à vis des structures publiques de santé.

Pour venir en aide à la population conformément à son mandat, la Représentation de l'OPS/OMS a sollicité et obtenu du Ministère de la Santé Publique l'autorisation de mettre en œuvre une cellule d'urgence. De cette cellule dont je faisais partie en ma qualité de chef de projet de promotion de la santé à l'OPS/OMS, j'étais responsable de la communication et porte-parole de l'Organisation pour tout ce qui concerne les activités menées autour de la crise. Les travaux de la cellule allaient bon train, on arrivait à réunir autour de la table de concertation l'ensemble des organisations travaillant dans le domaine à travers les dix départements. La coordination de la cellule était assurée par un délégué du Ministère de la Santé Publique.

De jour en jour, l'insécurité d'État ne faisait qu'augmenter. A partir du 23 février, par instructions du bureau de sécurité des Nations Unies, tous les consultants internationaux de l'OPS/OMS étaient regroupés à Montana, leur famille évacuée vers Saint Domingue. Nous les nationaux, nous étions contraints de rester chez nous. Quand dans la nuit du 28 au 29 février 2004, le Président de la République démissionna et le Pouvoir Exécutif fut remis à la Cour de Cassation.

Cet évènement n'a pas mis fin pour autant aux difficultés du secteur santé. Ce fut la fermeture pure et simple du bureau central du Ministère. Pendant plus de deux semaines, la Représentation de l'OPS/OMS a coordonné les actions urgentes de santé sur tout le territoire national. Pour aider valablement la population, le travail de la Représentation de l'OPS/OMS s'étendait jusqu'à la gestion de la morgue de l'HUEH et des cadavres qui jonchaient certaines artères de la capitale parfois en putréfaction. Cette dernière tâche me fut confiée en raison de mes relations de travail avec les mairies de l'aire métropolitaine et celles de certains départements géographiques.

En ce sens, je veux souligner le patriotisme de certains membres de la Société Civile qui croyaient et voulaient un changement véritable pour le pays. C'est dans cette circonstance que j'ai rencontré pour la première fois, Monsieur Georges CELCIS qui dans un élan teinté d'altruisme a répondu positivement à ma demande de conserver sans frais pour l'Organisation pendant quarante-huit heures à sa morgue privée les cadavres trouvés en état sain, le temps pour les parents d'identifier la victime.

Nous rappelons que toutes les institutions sanitaires publiques de l'aire métropolitaine de Port au Prince étaient fermées et/ou dysfonctionnelles. Citons : les différents services de l'HUEH y compris la morgue où se trouvaient entassés plus de mille cadavres en putréfaction, les quatre institutions de la commune de Cité Soleil : la Maternité Isaïe Jeanty et Léon Audain "MIJLA", le Centre Haïtiano Arabe Plan International "CHAPI", le Centre Sainte Catherine Labouré "CHOSCAL" et le Centre Rosalie Rendu. le Centre St Martin 2, le Centre du Portail de Léogane, le Centre Eliazar Germain de Pétion Ville détruit par un incendie était en construction, de même que le Centre Maternité de Carrefour, le Centre de la Croix des Missions,

Ces troubles politiques représentent un autre grand coup porté au secteur de la santé après les trois années d'embargo et la soi- disant réforme administrative. Malgré cette situation difficile la Banque Interaméricaine de Développement "BID" va octroyer un prêt de 25 millions de dollars au Ministère de la Santé Publique pour financer un projet de renforcement institutionnel.

Dans les villes de province la situation n'était pas meilleure. Plusieurs départements sanitaires n'avaient pas de directeurs c'était le cas du Nord-Ouest, de l'Artibonite. Plusieurs hôpitaux étaient sans dirigeants comme l'Hôpital Immaculée Conception des Cayes, l'Hôpital Notre Dame de Petit Goâve, l'Hôpital St Nicolas de St Marc, l'Hôpital Immaculée Conception de Port de Paix. Les responsables des départements n'avaient pas reçu leur budget de fonctionnement depuis octobre. 2003 alors que nous étions au mois de mars 2004. Le personnel à gage n'était pas payé depuis décembre 2003.

Sur le plan administratif, la Direction générale était vacante depuis décembre 2003. Quatre directeurs centraux étaient en instance de départ pour d'autres postes. Certains biens du Ministère en particulier le matériel roulant étaient volés pillés. Sur quatre véhicules portant la plaque officielle, il n'en restait qu'un seul en mauvais état. C'est dans cette situation sanitaire chaotique, que va s'installer la période de transition proprement dite, car la réalité est qu'en 2004, nous étions à la dix-huitième année du départ de Duvalier. Dix-huit années de turbulence politique, au cours desquelles, plusieurs Gouvernements dont plusieurs Ministres de la santé se sont succédés.

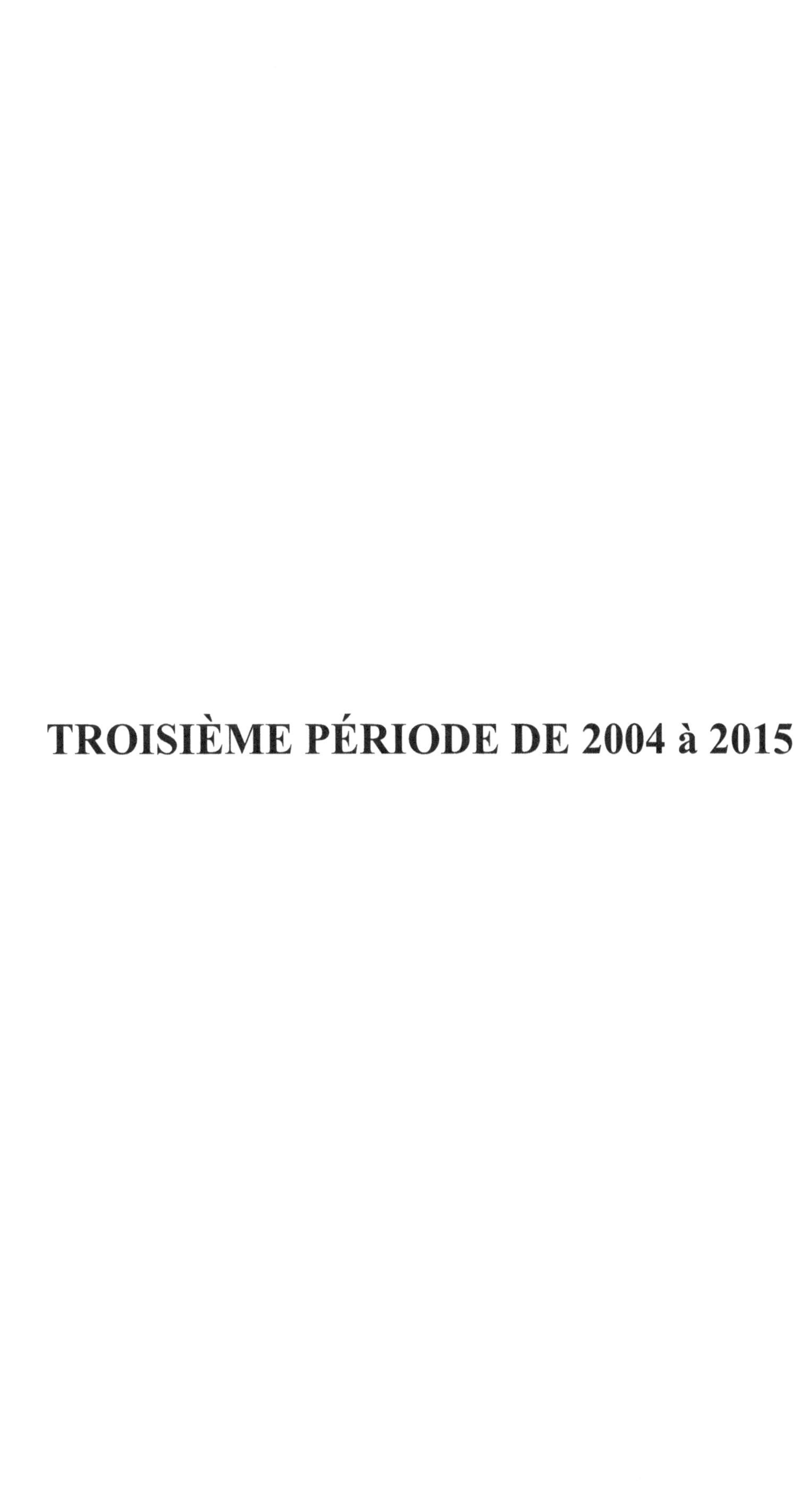

TROISIÈME PÉRIODE DE 2004 à 2015

CHAPITRE VI: MARS 2004 à JUIN 2006 LES ACTIONS DE REDRESSEMENT DU SECTEUR

DE MARS 2004 À JUIN 2006

Quelques éléments de diagnostic de situation

A L'arrivée de la Transition une évaluation minutieuse a permis de mettre en évidence le désordre organisationnel qui a causé la désagrégation des systèmes avec ses conséquences. Les faits suivants ont été constatés :

Sur le plan légal. -

Le **MSPP** fonctionne sous l'égide d'une loi organique qui datait de 1983 avec la régionalisation comme système organisationnel. Soit quatre années avant la Constitution en vigueur. Toutes les structures en place étaient illégales y compris les structures décentralisées : directions départementales et coordination des UCS. Depuis 1989, plusieurs projets de loi organique furent élaborés, sans jamais être votés par le Parlement.

Le Cadre institutionnel. -

Les dirigeants d'alors ne pouvaient ignorer que la concentration du flux d'autorité au sommet stratégique et la prédominance des circuits informels créeraient inévitablement des situations confuses dans l'exercice des fonctions, et affaibliraient surtout le flux des décisions de contrôle. Ils ont préféré diriger dans un cadre flou. Le diagnostic préliminaire de la situation organisationnelle de la Direction Administrative et du Budget tend à faire croire que le choix était délibéré. Création de quatre **(4)** postes d'assistant **DAB**, dont les fonctions spécifiques qui leur étaient attribuées le plus souvent les élevaient plutôt au rang de Chargés de Mission au Bureau du Ministre. Multiplication des sections, pour accorder des augmentations de salaires à certains supporters du régime ; ce bénéfice étant lié uniquement à l'attribution d'un titre fonctionnel, indépendamment de la répartition des responsabilités.

Le Cadre Opérationnel

Cette situation a eu un impact direct sur les centres opérationnels, donc sur la prestation des services. Quand l'environnement interne et/ou externe exerce de fortes pressions sur une institution jusqu'à annihiler les normes et les procédures, la gestion rationnelle s'efface pour faire place à la pagaille. Ceci explique les difficultés pour réaliser l'inventaire des ressources. La mémoire et les notes personnelles de quelques cadres ont joué un rôle prépondérant dans la tentative de reconstituer le registre des biens du Ministère. Les problèmes les plus épineux concernent le matériel de transport. Véhicules disparus ou volés vingt-six **(26)** ; véhicules encore au service d'anciens fonctionnaires du Ministère et d'un ex-parlementaire ; véhicules immobilisés depuis trois **(3)** à quatre **(4)** ans chez des employés, ou garés dans différentes annexes du Ministère, pour des problèmes mineurs ; véhicules cannibalisés ; tels sont les termes régulièrement utilisés pour introduire le prétendu parc de véhicules. Finalement on nous apprend que presque tous les véhicules en circulation ne sont pas en règle du point de vue légal : assurances périmées ; interversion des plaques d'immatriculation. Il convient de signaler en particulier l'inexistence de registres manuels ou informatisés se rapportant à l'histoire administrative de chacun de ces équipements ou biens du Ministère.

Les Ressources Humaines

Dans le cadre du dysfonctionnement des systèmes planifié depuis 1991 par les anciens dirigeants, l'évolution en nombre des employés à gage disparus en 1986 a été exploitée pour en faire des groupes de pression. Au moment de l'évaluation, **l'Hôpital de l'Université d'Etat d'Haïti "HUEH"** en comptait six cent huit **(608).** Comment une institution hospitalière de cette importance peut-elle atteindre sa mission quand une bonne partie des recettes générées par les services, soit quatre cent milles (400,000) gourdes mensuelles, doit servir à la rémunération des personnels à gage. Situation qui se complique à l'occasion des arrêts de travail. Le dysfonctionnement de l'HUEH pendant la crise était aussi à la base du non-paiement des salaires durant quatre mois.

Les Ressources Financières

Mises à part les dettes de salaire et autres qui s'élevaient à un montant de **vingt-huit million huit cent quatre mille cent quatre-vingt-dix (28,804,190.89) gourdes quatre-vingt-neuf centimes**, l'audit sollicité de la Cour supérieure des comptes à notre arrivée, n'a pas été réalisé en raison de la non disponibilité des informations requises et le départ volontaire et inattendu du comptable en chef qui a quitté le pays sans aucune forme de procès, après avoir remis une lettre aux auditeurs de la Cour Supérieure des Comptes mentionnant une liste de téléphone qu'ils doivent appeler pour avoir des informations sur l'utilisation des comptes du Ministère.

De ce fait, il n'a pas été possible de justifier de façon rationnelle les avances dites de fonds faites soit par le MEF soit par les Agences de Coopération du système des Nations Unies. Dont : l'OPS/OMS, l'UNICEF. Des démarches auprès de ces Agences ont abouti à l'annulation pour l'OPS/OMS. Quant à l'UNICEF, le paiement reste obligatoire pour la relance de la coopération directe avec le Ministère. Il s'agissait de plus de cinq millions de gourdes **(5, 000,000.00)** que nous avions dû rembourser à l'Agence.

Voilà en quelques lignes un résumé succinct de l'état de la situation administrative et financière du Ministère de la Santé Publique et de la Population en mars 2004 au moment du départ du Gouvernement Lavalas et l'investiture du Gouvernement de transition. Ces données sont un complément aux dégâts matériels et des pertes en vies humaines engendrés par les trois années de crise politique.

C'est dans cette situation chaotique qu'un Gouvernement de transition va prendre fonction le 17 mars 2004, pour conduire les destinées de la Nation durant vingt-six mois. Pour le secteur santé qui nous intéresse dans ces pages et que j'ai eu l'honneur de diriger, les vingt-six (26) mois de la transition vont être consacrés à sortir le secteur du bourbier, à refaire l'image du Ministère, en vue de réinstaurer la confiance de la population dans les institutions sanitaires publiques. La lutte a été très difficile mais la volonté était au rendez-vous pour l'ensemble des personnes concernées. De la sorte beaucoup d'actions positives ont été réalisées dans ce court laps de temps.

Suite à de grandes réflexions, nous avons conclu qu'il fallait jeter les bases d' une nouvelle réforme du secteur santé. Cette fois-ci une réforme bien planifiée seule capable de redonner au secteur sa crédibilité d'antan. Pour cela les actions prises vont intéresser différents domaines couvrant la santé publique.

I - La sécurité des lieux : Puisque l'insécurité était à la base du dysfonctionnement des différentes institutions même si elle n'était pas la seule, pour signifier le changement nous avions procédé au renvoi de la brigade policière cantonnée à l'HUEH, les différents bâtiments logeant les institutions sanitaires ont été renforcés physiquement. Nous avions procédé à la formation et au déploiement d'un corps de sécurité sans arme mieux adapté aux besoins et aux spécificités d'une Institution sanitaire. De même nous avions mené une campagne au sein de la population pour faire connaitre la vision du Gouvernement de transition et le rôle que compte jouer le Ministère de la Santé qui a pour unique mission de servir la population conformément aux articles 19 et 23 de la constitution haïtienne de 1987.

II - Nous avions initié le Forum des directeurs non seulement pour maintenir le dialogue et assurer la formation continue des cadres, mais aussi pour nous faire plus proche de la population ; car le forum se tenait chaque trois (3) mois dans un département sanitaire et c'était l'occasion pour nous de visiter une institution sanitaire qui avait des problèmes et essayer d'apporter les solutions qui s'imposent. A ces rencontres participaient les amis de la coopération internationale, des cadres d'autres secteurs pour signifier l'importance de l'approche multisectorielle dans le développement du secteur santé. Dans l'idée d'encourager l'excellence qui est une obligation en matière de santé publique, nous avions relancé la plaque de l'an 2000 cette fois-ci sous le label plaque du millénaire. Il s'agit de récompenser les efforts du département sanitaire qui avait réalisé la plus grande performance dans le cadre des objectifs de développement du millénaire en santé.

Nous avions été très fière de participer à la remise de cette plaque en 2012 au Département sanitaire du Nord à l'occasion de la journée Mondiale de la santé.

III - Sur le plan légal, nous avions doté le Ministère d'un nouveau cadre organisationnel qui vise le renforcement du secteur par la création de trois nouvelles directions centrales et d'une cellule de coordination des directions départementales. Ce furent la direction des ressources humaines, la direction d'épidémiologie, la direction de promotion de la santé et de protection de l'environnement. Ces directions sont appelées à poser les vrais problèmes du secteur en tenant compte de la nouvelle vision de la santé. Notons que la loi organique du Ministère remontait à un décret adopté en novembre 1983 à l'époque de la Régionalisation soit quatre ans avant la nouvelle constitution. Toutes les entités du MSPP étaient illégales y compris les directions départementales et certaines directions centrales. Comment parler de bonne gestion ou de gestion tout court dans de telles conditions.

Signalons l'adoption des décrets sur l'indépendance de la Croix Rouge Haïtienne, la sécurité transfusionnelle et bien d'autres décrets touchant la modernisation du secteur. Jusqu'à cette date le Président de la Croix Rouge Haïtienne était nommé par le Président de la République, ce qui était contraire aux principes de l'indépendance du mouvement.

IV - Sur le plan opérationnel plusieurs manuels de normes et procédures ont été élaborés. Parmi eux citons : le manuel de normes et procédures pour l'obtention de l'autorisation de fonctionnement, la certification et l'accréditation des institutions de santé publiques et privées; le manuel de procédures pour la gestion financière et la gestion du matériel y compris le matériel roulant. Pour garantir leur mise en application des sessions de formation furent organisées à l'intention de tout le personnel concerné Directeurs, administrateurs, comptable responsables logistique et autres.

En un mot, nous avions lancé une nouvelle réforme du secteur avec pour directives cette fois-ci les objectifs de développement du Millénaire en santé. Dans cet ordre d'idée, le plan stratégique dont l'élaboration remontait à 2000 a été repris pour mieux l'adapter aux réalités du Secteur et aux besoins croissants de la population. Le nouveau plan devrait couvrir la période 2005 à 2010.

V - La Formation : Dans l'esprit de garantir la qualité des soins, nous avions réintroduit les examens d'état pour les écoles d'infirmières en intégrant pour la première fois, les écoles privées qui disposent d'une autorisation de fonctionnement. Tout ceci rentre dans l'idée de réformer le secteur pour le rendre crédible, efficace et efficient. Des diplômés d'une faculté de médecine privée ont été contraints de subir des examens officiels pour avoir accès à l'internat rotatoire. Cette disposition visait à aider ces jeunes qui appartenaient à une institution non reconnue par le Ministère de la Santé et qui par suite du désordre qui régnait dans l'enseignement à tous les niveaux avaient même bouclé le cycle des six (6) années. Il fallait clore ce dossier sans pénaliser ces jeunes qui s'étaient faits trompés par des adultes malhonnêtes. Nous avions accueilli la première promotion diplômée de Cuba qui ont été déployés dans leur zone de provenance. Une nouvelle action qui renforçait le système de santé périphérique.

Au départ du Gouvernement de transition le 9 juin 2006, toutes les institutions sanitaires à travers le pays étaient redevenues fonctionnelles et même renforcées pour la plupart, par la réhabilitation physique des lieux quand il était nécessaire, l'affectation de personnel additionnel suivant les normes de fonctionnement et l'apport en matériels et équipements. Les programmes de santé publique tels que la malaria, la tuberculose, le SIDA, la filariose et la vaccination ont été relancés et renforcés, la santé maternelle avait retrouvé sa place de première priorité par le lancement d'un réseau de maternité sans risque à partir de la Maternité Isaïe Jeanty désignée pour être un centre d'excellence pour les femmes. Signalons la construction et la mise en fonctionnement d'un Laboratoire National de Santé Publique "LNSP" dans le but de faciliter la recherche en santé et promouvoir l'industrie pharmaceutique nationale. Tout était prêt pour lancer la construction et la mise en fonctionnement avec la collaboration de l'AIEA, d'un centre moderne de prise en charge du cancer ; ce nouveau fléau qui fait aujourd'hui tant de ravages dans la société haïtienne.

Les acquis étaient encore fragiles comme nous l'avions souligné dans notre discours d'adieu et à titre de recommandation à notre successeur, qui avait pour devoir de suivre la voie tracée. Mais dommage, les choses se sont passées autrement. En addition au livre blanc de la transition, les nombreuses réalisations du secteur santé pour la période 2004 - 2006 feront l'objet d'une publication spéciale.

Je veux signaler combien réconfortant fut pour moi le discours du Président René PREVAL à l'investiture de son premier cabinet ministériel le 9 juin 2006, quand il a reconnu les erreurs du passé et a recommandé à son Gouvernement le respect des cadres de la fonction publique. Pour l'histoire en 1991, lors du chambardement de la santé publique, le Président PREVAL était Premier Ministre et le Ministère de la Santé était confié à un membre actif de la PANPRA, aujourd'hui la PANPRA est membre du groupe FUSION des sociaux-démocrates qui a la gestion de ce Ministère. Bonne note est prise.

Le Président PREVAL selon toute logique dans son discours avait fait montre d'une certaine maturité, car reconnaître ses erreurs c'est grand, être capable de les confesser publiquement c'est une preuve de grandeur d'âme. Malheureusement, de ceux-là ou celles-là qui s'adonnent à la politique chez nous, rares sont les personnalités qui sont capables de s'élever à une telle dimension..

CHAPITRE VII: JUIN 2006 à SEPTEMBRE 2015. LES FAITS MARQUANTS

De juin 2006 à septembre 2015

Durant ce laps de temps deux (2) Présidents, quatre (4) Gouvernement et trois (3) Ministres de Santé se sont succédés.

Vont-ils pouvoir maintenir le momentum qui consisterait à poursuivre la réforme lancée au cours de la transition par la mise en application des dispositions légales et administratives adoptées au cours de la période qui avait pour unique but l'implantation des principes de bonne gouvernance au Ministère comme il a été dans le passé. Ceci dit une gestion transparente et rationnelle avec pour souci l'atteinte des objectifs de développement du Millénaire.

Qu'est ce qui va se passer ?

Sur le plan de la législation, chaque Ministre va tenter d'adopter un nouveau cadre organisationnel ou loi organique. Ils vont jusqu'à la mise en place une nouvelle fois de structures illégales non prévues dans le décret de 2006. Aujourd'hui, ils se plaisent à dire qu'il existe vingt-trois (23) directions centrales alors que le décret de 2006 prévoyait onze (11). Aucune application des décrets relatifs aux ODM. Citons le décret sur l'élimination de la discrimination des PV/VIH en milieu de travail et celui de la gratuité des soins prénatals et des urgences obstétricales qui visait la réduction de la mortalité maternelle, la priorité des priorités sanitaires et la porte d'entrée du système.

Plusieurs enquêtes ont prouvé qu'il existe surtout chez les femmes enceintes une barrière économique pour avoir accès aux soins de santé.

Sur le plan de la normalisation, suite au tremblement de terre du 10 janvier 2012, les manuels de normes et de procédures de régulation des institutions sanitaires tant publiques que privées sont mis en veilleuse pour évoluer dans un système qui frise l'anarchie administrative. Les ONG internationales établies à la faveur de cet évènement douloureux font à leur guise. Les différents Ministres ont produit de beaux documents. Mais tout ceci reste pour les tiroirs.

Sur le plan opérationnel plusieurs beaux bâtiments sont construits pour être des centres de santé et/ou des hôpitaux. Que sont-ils devenus ?
Au contraire certaines institutions qui fonctionnaient très bien en 2006 ont subi l'usure du temps pour redevenir non fonctionnelles par manque d'attention et d'affection de ceux qui sont placés au timon des affaires de l'Etat. Citons pour exemple la Maternité Isaïe Jeanty. En dépit de l'aide humanitaire massive accordée au pays après le tremblement de terre, le secteur santé n'a pas été le principal bénéficiaire. L'Hôpital de l'Université d'Etat d'Haïti "HUEH" détruit en partie par le séisme, peine à sortir de terre. Que peut-on dire de la Faculté de Médecine et de Pharmacie de l'Université d'Etat d'Haïti, une institution jadis si prestigieuse.

Comment ne pas mentionner l'apparition comme prévue au cours des années 80 de deux nouvelles pathologies. Il s'agit du choléra en 2010 et du Chikungunya en 2013 – 2014, qui ont fait beaucoup de dégâts.

Au terme de cette période, le budget du Ministère de la Santé a atteint son point le plus bas depuis des décennies, soit moins de 5 % de l'assiette budgétaire nationale déjà très maigre.

Les Objectifs de Développement du Millénaire

Évoluant dans cette situation, voyons comment se sont comportés les Objectifs de Développement du Millénaire "ODM"en santé pour Haïti à la fin de la date butoir 2015.

Objectif numéro 4

La Réduction de la Mortalité des moins de cinq ans

Haïti comptait en 2000 les taux de mortalité infantile et infanto- juvénile les plus élevés de la Région. D'ici à 2015 il fallait porter au tiers ces taux. Le repositionnement de la PCIME ne devrait pas être un geste symbolique si on voulait faire baisser la mortalité chez les enfants. Le renforcement des cliniques externes pédiatriques et des pédiatries par l'apport en ressources humaines et matérielles devrait être une réalité qui permettrait une prise en charge correcte de tout enfant qui se présente à ces cliniques qu'il soit malade ou pas. Si les soins préventifs doivent être gratuits, il est tout aussi important de poser le problème des barrières économiques, toutes les fois qu'il s'agit d'un enfant malade. Les soins de santé comme les médicaments coûtent trop chers, l'État doit tout faire, pour baisser les coûts des soins aux enfants

Le renforcement de la vaccination était un impératif. Il était obligatoire que les institutions sanitaires puissent garantir la vaccination tous les jours de la semaine à tout enfant qui les fréquente si l'on voulait éliminer les maladies immuno - contrôlables. Cette pratique courante vers les années 80 a été abandonnée au profit d'un jour de vaccination par semaine. De plus, en l'absence des agents de santé qui sillonnent nos montagnes et nos zones d'accès difficile, il fallait envisager la mise en place de stratégie agressive avec des brigades mobiles pouvant atteindre les enfants en zones inaccessibles loin de toute institution sanitaire. Cet ensemble vaccination institutionnelle de routine, agent de santé, brigade mobile à cheval, journées communales pratiquées les jours fériés et une campagne annuelle, avait permis au pays d'atteindre une couverture nationale de vaccination de plus de 80%. L'expérience des dernières campagnes nous permet d'avancer, qu'elles absorbent trop de temps et trop d'argent pour des résultats vraiment insignifiants.

Au cours de la transition 2004 – 2006, nous avions prouvé l'efficacité de cette stratégie. Le département sanitaire de l'Artibonite, le plus frappé par la crise sociopolitique de 2003 – 2004, après six mois de stratégie renforcée de vaccination a vu sa couverture vaccinale pour les moins de cinq ans passer de 12 à 45 %. De même par cette stratégie qui implique une participation active de la population, de la planification à l'évaluation, nous avions pu vacciner à peu de coût, les enfants de Cité Soleil malgré toute la situation de violence et d'insécurité qui y régnait.

Objectif numéro 5

La réduction de la mortalité maternelle

Encore un drame, le taux de mortalité maternelle était le plus élevé de la Région avec une tendance à la hausse au cours des dix dernières années. En 1995, alarmé par la situation, le Ministère de la Santé déclara la réduction de la mortalité maternelle la première priorité de santé du pays. En 2000, après avoir constaté une aggravation du taux de cette mortalité, la santé de la reproduction est devenue la porte d'entrée du système. Qu'avons-nous fait de toutes ces déclarations ? L'enquête EMMUS IV en 2005, va montrer une nouvelle aggravation.

Aujourd'hui l'état de nos maternités est loin de témoigner de cette volonté. Nous savons tous les pathologies qui tuent les femmes. Il s'agit des éclampsies, des hémorragies, des infections et des dystocies. Il devrait être facile d'y remédier, mais trop souvent une femme rentre à l'hôpital en état de pré-éclampsie et meurt après plusieurs heures faute de se procurer les médicaments prescrits. Il a fallu attendre 2005 pour voir l'adoption d'un décret consacrant la gratuité des soins prénatals et des urgences obstétricales. Cette politique publique était en vigueur dans les années 70 avec la création de la Division d'Hygiène Familiale qui avait mis en place le premier programme national de santé maternelle et infantile. C'est donc l'occasion pour nous de rappeler l'importance de ce décret qui oblige les responsables financiers à budgétiser un montant pour la santé maternelle. Si l'on voulait atteindre l'objectif de réduction aux trois quarts de la mortalité maternelle en 2015, la barrière économique devrait être éliminée, les soins de qualité devraient être à la portée de toutes les femmes enceintes. Au contraire, le décret de 2005 a été mis de côté sous prétexte qu'il encourage les femmes à avoir des enfants.

Qu'en est-il du suivi du projet de réhabilitation physique des maternités afin de parer aux déficits de service et rendre les soins fournis aux femmes conformes aux normes de qualité. Sans vouloir faire de leçon à quiconque, pour réduire la mortalité maternelle, il est obligatoire que nos institutions soient dotées des ressources humaines qualifiées et des ressources matérielles en quantité suffisante. De plus, les responsables doivent établir dans leur programmation des indicateurs clairs et assurer le suivi de ces derniers.

Oui, un programme bien structuré de planification familiale avait toute son importance dans la concrétisation non seulement des ODM en santé mais aussi dans la réduction de la pauvreté. Cependant on ne saurait réduire la planification familiale au simple geste de distribution de condom pour empêcher des grossesses. S'il en était ainsi, on n'aurait pas à repositionner la planification familiale car des condoms on en a distribué au fil des ans. L'éducation des jeunes et des personnes à risque qui s'est prouvée plus efficace dans d'autres pays, reste la plus négligée chez nous.

Objectif numéro 6

Réduire la prévalence du SIDA et d'autres maladies :

En matière de prise en charge des PVVIH, au début de 2004 seulement deux départements disposaient des antirétroviraux (ARV). En trois années, l'extension s'est faite sur l'ensemble des départements. Cette multiplication des centres de diagnostic et de traitement s'accompagne nécessairement d'une amélioration de la qualité des services par la diminution du nombre de patients qui accouraient dans les premiers centres. Au cours des vingt dernières années, la séroprévalence a chuté de 6,5 à 2,2 selon la dernière enquête. Cependant, si Haïti a fait beaucoup de progrès dans ce domaine, nous ne pouvons crier victoire. Haïti comme tous les pays hautement touchés par la maladie s'était engagé à porter la pendule à zéro nouveau cas de transmission mère enfant d'ici l'année 2010. Il faut donc nous resserrer les coudes dans la sensibilisation des PVVIH. Ces derniers doivent être des acteurs et non de simples bénéficiaires des programmes. Eux seuls sont capables de faire tomber le masque de la discrimination qui parfois rend la personne méchante. Il convient d'inventorier les bonnes pratiques et les étendre à travers tout le pays sans avoir à réinventer la roue.

De plus, si nous avons amélioré l'accès au traitement par les ARV, grâce à la multiplication des cliniques, la bataille n'est pas encore gagnée. Il faut une surveillance continue des patients afin d'éviter les abandons pouvant conduire à la résistance, car il s'agit d'un traitement à suivre pour le reste de la vie, l'accompagnement est donc indispensable. Vu l'enjeu, il ne serait pas inopportun d'envisager une étude coût efficacité des services des agents de santé en accompagnement de ces patients. A la fin de 2015 seulement 67 % des patients avaient accès au traitement.

Dans le domaine du Paludisme, selon l'OMS, Haïti et la République Dominicaine sont les seuls pays de la région qui n'ont pas encore éradiqué le paludisme. L'expérience de la flambée de novembre 2005 nous dit tout. En l'absence d'un programme fort de contrôle vectoriel, notre pays était sur la sellette, pour être frappé par une maladie mystérieuse selon une certaine presse internationale. Ce problème a été contrôlé en un temps record moins de trois semaines. Ceci montre l'importance que l'on doit accorder à l'objectif 7 dans l'amélioration des conditions de santé de la population.

Parlant de Tuberculose, selon l'OMS le Pérou, Haïti et la Bolivie sont les pays avec le plus grand nombre de cas de Tuberculose. Ce fait est lié à la pauvreté et aux conditions sociales du pays. La Tuberculose est l'infection la plus courante chez les porteurs du virus du SIDA. Elle est la première cause de mortalité chez cette catégorie de personnes. De plus, en Haïti au cours des dernières années, nous avons assisté à la réémergence de la TB pharmaco - résistante.

Dans tous ces cas, qu'il s'agisse de réduction de la mortalité maternelle, de la mortalité chez les enfants de moins de cinq ans ou du contrôle du SIDA, de la malaria et de la Tuberculose, selon le rapport de l'OMS les pays les plus pauvres ont du retard à combler. Pour cela, ils doivent se doter d'un système de santé efficace et équitable et des programmes de lutte contre les maladies capables de garantir à toute la population des soins de qualité. Une plus grande priorité doit être accordée à la santé dans la définition des politiques économiques. Il convient à tout moment de considérer la santé comme étant le moteur du développement. Les pays à faible couverture sanitaire sont forcés d'inventer des stratégies innovatrices pour combler les déficits de services. Ils doivent s'efforcer d'améliorer la qualité et la quantité des données sanitaires pour éclairer la prise de décision et favoriser la transparence à l'échelle nationale et internationale.

CHAPITRE VIII: LE RÔLE JOUÉ PAR LA COOPÉRATION EXTERNE ET LE SECTEUR PRIVÉ DE SANTÉ À TRAVERS LE TEMPS

LA COOPERATION EXTERNE

Nommée en 1975 au poste d'assistant chef de service de l'assistance externe au Ministère de la Santé, j'ai eu à conduire une étude pour établir le poids de l'aide externe, cette dernière représentait déjà les trois quarts du budget total de santé. En effet, il existait à l'époque une multitude d'organisations étrangères intéressées à la santé et une dispersion des ressources étrangères allouées à ce champ. Dans le cadre de la réforme, le service d'assistance externe du MSPP a été réorganisé de façon à ce qu'il arrive en accord avec les directeurs de régions et de districts à :

- Tenir à jour l'inventaire des ONG qui ont une autorisation du MSPP ;

- Orienter les ressources des organisations internationales vers la satisfaction des besoins de la population selon les priorités du MSPP.

Ce même service détermine les zones d'influence des ONG nationales, approuve leur programme, analyse les dossiers du personnel étranger et s'assure qu'ils suivent les normes prescrites par le MSPP.

La Coopération Externe proprement dite

Les nombreux projets et programmes cités dans la mise en contexte étaient toujours financés en tout ou en partie par la coopération externe, Parlant de coopération externe, cette dernière a accompagné le secteur Santé haïtien au fil des années dans sa quête de bien être pour la population. A date elle est restée toujours fidèle. La liste est longue. Pour mémoire, citons : les Etats Unis à travers l'USAID, La CARE et les CDC, la Banque Interaméricaine de Développement « BID », La Banque Mondiale, le Canada, La Coopération française, l'Union Européenne, le Taïwan, le Japon, Cuba, la Coopération espagnole, le Mexique , le Brésil, Chili, argentine, Uruguay, Venezuela, les Grandes Organisations Internationale dont la World Vision, le Save the Children, les MSF, MDM, CICR, PI, FHI, FFP, JHPIEGO etc. Certains de ces partenaires ont œuvré dans la formation des ressources humaines, d'autres dans le financement de projets.

D'autres partenaires méritent d'être signalées pour le travail qu'ils ont effectué dans le temps :

La FAC (Fonds d'Aide et de Coopération-France) qui a été d'un grand soutien pour le programme élargi de vaccination « PEV » et le SIDA. Elle a également apporté son soutien à la Faculté de Médecine dans le programme de Médecine Communautaire.

L'ACDI qui a appuyé non seulement les ONGs mais aussi le Gouvernement Haïtien dans la lutte contre le SIDA   en collaboration avec l'Université Mc Gill. Le Canada a été également très actif dans l'Artibonite.

La Coopération Japonaise qui a largement financé le Service National d'Eradication de la Malaria « SNEM »

L'Office allemande de coopération le GTZ qui a été très actif dans le secteur eau potable et Assainissement.

Le Programme Alimentaire Mondial « PAM » qui a supporté le programme de surveillance nutritionnelle chez les groupes vulnérables enfants et adultes. Pendant de longues années

Taïwan à part ses multiples interventions dans le secteur a financé les études et la construction du Laboratoire National de Santé Publique, le LNSP ; ce qui représente pour Haïti du point de vue de la Santé Publique un pas dans la bonne direction.

Le Rotary Club International pour son soutien au programme de vaccination avec l'objectif d'éliminer la Polio.

Enfin, on ne peut pas sous-estimer l'apport technique de l'Agence Internationale de l'Énergie Atomique « AIEA »

L'Organisation Panaméricaine de la Santé / Organisation Mondiale de la Santé OPS / OMS

Déjà en 1975, avec la réforme sanitaire, la Représentation de l'OPS/OMS se retrouvait dans les Régions pilote Nord et Sud pour une coopération technique de proximité par l'affectation de deux consultants à plein temps dans chacune des Régions, un médecin et une infirmière avec pour objectif d'assurer le transfert de compétence aux professionnels nationaux.

De même l'Organisation va manifester un grand intérêt dans la formation en santé publique du personnel cadre en vue de doter les structures de gestion de personnel qualifié suivant les normes et standards internationaux.

En 1978 l'OPS/OMS était aux côtés du Ministère dans l'élaboration du premier programme élargi de vaccination PEV. Parallèlement durant toute la période, on retrouve l'OPS / OMS tant dans les structures permanentes qu'au niveau des projets de santé pour apporter l'assistance technique nécessaire.

A partir de 1985, l'OPS / OMS va participer activement avec le Ministère de la Santé au lancement des nouvelles stratégies pour le renforcement de la vaccination. Ces actions avaient conduit à une augmentation de la couverture vaccinale qui allait permettre la réduction de plusieurs pathologies contrôlables par la vaccination

En 1991, au moment de l'embargo, la Représentation de l'OPS / OMS a conduit avec beaucoup de sérieux et dans la sérénité les opérations d'aide humanitaire, qui consistaient à assister les institutions sanitaires publiques et privées sur l'ensemble du territoire national, en leur fournissant des médicaments et intrants parfois des équipements, du matériel et même du carburant pour leurs génératrices, leurs ambulances et le ravitaillement quand il en venait à en manquer au pays. Le carburant était vendu au prix régulier avant l'embargo. Les fonds recueillis étaient déposés sur le compte de l'Organisation à Washington.

C'est ainsi qu'au retour à l'ordre constitutionnel, les fonds collectés à partir de la vente de ce carburant humanitaire, étaient retournés au pays pour être investis dans la santé maternelle par décision du Directeur Général de l'OPS le Dr Georges ALLEN. Les grands bénéficiaires furent les maternités de l'Hôpital de l'Université d'Etat d'Haïti et de l'Hôpital Justinien du Cap Haïtien, les centres de santé avec lits d'Aquin et de Port Salut. Ces institutions furent réhabilitées physiquement et équipées pour offrir des services complets aux femmes enceintes.

En 2003 l'OPS/OMS va revenir à la charge dans la mise en place d'une cellule d'urgence qui sera coordonnée par un délégué du Ministère de la Santé. Cette cellule était formée d'institutions gérées par des ONG en santé nationales et internationales. La crise politique avait occasionné la fermeture de toutes les institutions publiques de l'aire métropolitaine de Port au Prince. Seules les ONG étaient présentes sur le terrain pour aider la population. La violence et l'insécurité avaient gagné plusieurs villes du pays et entraîné le dysfonctionnement des centres de santé.

Plus tard l'OPS va gérer les fonds du projet de réduction de la mortalité maternelle par la gratuité des soins fournis aux femmes enceintes. Lors du séisme du 12 janvier l'OPS/OMS a renforcé son staff par des consultants venus de l'extérieur pour mieux accompagner le Ministère de la Santé et réduire les risques de catastrophes épidémiques. Dans tous les moments difficiles on retrouve l'OPS par sa mission tantôt aux côtés du Ministère de la Santé tantôt aux côtés de la population pour promouvoir l'accès aux soins de santé.

Les autres Agences du SNU : UNICEF et UNFPA

Comme pour l'OPS/OMS, il y a deux autres Agences du système des Nations Unies, L'UNICEF et l'UNFPA, qu'on retrouve toujours aux côtés du Ministère de la Santé Publique ceci bien avant la réforme. Leurs actions se sont poursuivies à date pour se renforcer au fil des ans. C'est ainsi qu'aux différentes époques et dans toutes les circonstances ces Agences ont joué leur partition. Durant les trois (3) années d'embargo elles n'ont pas marchandé leur soutien à la population.

L'UNICEF pour les enfants dans la lutte contre les maladies diarrhéiques, la vaccination, la prévention de la xérophtalmie, la malnutrition etc.

L'UNFPA aux côtés des femmes que ce soit dans la santé de la reproduction, la planification familiale, la violence faite aux femmes.

En 1995, alarmées par le manque de progrès du secteur santé face à l'objectif de réduction de la mortalité maternelle, ces deux Agences vont se mettre avec l'OPS/OMS pour assister le MSPP dans l'élaboration de son plan stratégique de réduction de la mortalité maternelle.

En 2000, elles vont être là pour accompagner le Ministère de la Santé dans les actions visant l'atteinte des objectifs du millénaire en santé. A l'occasion du séisme elles sont présentes pour apporter leur appui technique et financier.

Pour finir le **PNUD** a assuré en deux fois la gestion du Fonds Mondial à Haïti.

La Coopération cubaine

Parlant de coopération externe, je crois qu'il est important de mettre un accent particulier sur la coopération cubaine dans l'unique intention d'éclairer la lanterne de la population.

Cette coopération a débuté dans les années 98 – 99 sans aucune planification. D'ailleurs le Président Préval dans l'un de ses discours l'avait dit. Cette coopération avait un double aspect : d'un côté, Haïti devait accueillir des brigades médicales en provenance de Cuba et d'un autre côté le pays envoyait à Cuba des jeunes pour leur formation dans des disciplines diverses dont faisait partie la médecine. L'idée de départ était bonne. Il s'agissait de combler les vides dans les coins reculés du pays et au fur et à mesure que les médecins haïtiens reviennent de Cuba ils allaient remplacer les cubains.

2005 – 2015 dix années depuis que la première promotion est rentrée au pays, qu'avons-nous fait de ces nouveaux médecins ?

Certains ont pu intégrer le système de santé à tous les niveaux, d'autres ont dû quitter le pays et enfin un groupe peinent à trouver du travail comme tous professionnels haïtiens tandis que les cubains sont toujours au pays. D'un autre côté, notons que tout professionnel de santé diplômé d'un autre pays doit faire homologuer son diplôme par l'Université d'Etat d'Haïti avant de pouvoir pratiquer la médecine en Haïti. A ma connaissance personne ne contrôle le personnel cubain. Qui est médecin ? qui est infirmière ? Nul ne le sait.

L'autre point à savoir, contrairement aux autres coopérations bilatérales, les cubains sont financés par le trésor public haïtien. Obligation est faite au Gouvernement haïtien de leur garantir un logement décent équipé d'un minimum de confort, dont : une génératrice, un Inverter, un réfrigérateur, un four, un téléviseur, le personnel d'intendance ainsi que les moyens de transport pour leur déplacement. Les frais de nourriture sont également à la charge du Gouvernement haïtien, donc supportés par le trésor public. Il faut le dire les professionnels cubains ont été déployés partout à travers le pays dans les endroits dits reculés. Ils ont fait un travail appréciable pour certains. A côté de certains cas de mauvaises pratiques qui ont été identifiés..

Enfin, je dirais pour avoir évolué dans le système de santé haïtien, de simple médecin de campagne au poste de Ministre de la Santé, mes expériences me permettent d'affirmer que si les mêmes conditions étaient offertes aux professionnels haïtiens, des médecins même spécialisés accepteraient des postes dans les endroits reculés comme il en fut à un moment avant le désordre de la fin de 1988.

Plus tard, nous allons retrouver les cubains dans le cadre d'une coopération tripartite Venezuela, Cuba, Haïti, financée par le Venezuela. Ce projet qui arrive à terme mériterait une bonne évaluation. D'une façon générale la coopération cubaine mérite d'être évaluée sur son efficacité et sa rentabilité pour le pays. Après environ deux décennies les haïtiens sont obligés de quitter le pays pour aller se faire soigner à Cuba. Or cette coopération était supposée contribuer au renforcement du système de santé haïtien par le transfert de compétence. Disons qu'en est-il de l'objectif de départ ?

La coopération canadienne

Disons deux mots de la coopération canadienne. En plus des projets de santé financés par le Canada que nous avons déjà mentionnés, depuis plus d'une décennie, le Canada accompagne l'Université d'Etat d'Haïti plus particulièrement la Faculté de Médecine dans la formation en santé publique. Ce programme conduit au départ par une équipe mixte formée de professeurs canadiens et haïtiens a permis de renforcer le système de santé en lui dotant de professionnels bien formés dans le domaine de la gestion des services de santé. Aujourd'hui le programme est assuré par une équipe nationale. L'équipe canadienne effectue des visites sporadiques. Que les dirigeants politiques prennent les dispositions nécessaires en vue de pérenniser cette œuvre. Voilà un bel exemple de coopération fructueuse.

Le Secteur privé National

Le sous-secteur privé de santé a toujours existé. Quel rôle a-t-il joué au cours des quarante dernières années ?

En 1975, au moment du démarrage de la première réforme, le sous-secteur privé prêtait ses services à la population à travers le territoire national sans aucun contrôle du Département de la Santé Publique. Ce sous-secteur était composé de quelques dispensaires ou centres de santé et deux ou trois hôpitaux tous propriétés de missionnaires catholiques et/ou protestants installés pour la plupart à partir d'une autorisation du Ministère des Affaires Etrangères et des Cultes. Une fois sur le terrain et pour répondre aux besoins de la population à côté de l'Église, ils ajoutent une école et/ou une institution sanitaire. Il a fallu attendre la mise en place de la réforme avec l'installation des bureaux de districts et de régions pour que tous les établissements de santé soient régulièrement supervisés par les autorités sanitaires.

Divisées en deux catégories, le privé lucratif formé en grande partie de cabinets médicaux offrant des soins ambulatoires et le privé non lucratif. A partir de la Réforme cette dernière catégorie a pris un statut mixte pour la plupart par l'octroi de subvention du MSPP consistant en Ressources humaines et/ou matérielles liées à l'exécution des programmes prioritaires de santé. De la sorte il a été créé un système de santé sous le contrôle du Département de la Santé Publique et qui travaillait suivant les normes prescrites par le DSPP.

A partir de 1992, le secteur public en partie dysfonctionnel, le sous-secteur privé non lucratif va se renforcer avec l'aide humanitaire et le départ de la fonction publique de plusieurs cadres bien formés et expérimentés. D'un autre côté le sous-secteur public miné par la situation politique incertaine ne cesse de s'affaiblir à travers les ans pour atteindre entre 2003 - 2004 la faillite totale, rares sont les institutions publiques qui ont pu traverser cette guerre sans casse. Le secteur privé également n'a pas été complètement épargné cette fois-ci.

Entre 2004 et 2006, beaucoup d'efforts vont être faits pour remettre le secteur sur les rails, mais c'étaient des acquis fragiles qui méritaient l'attention soutenue des dirigeants bien avisés et désintéressés. Malheureusement ce ne fut pas le cas. Aujourd'hui, nous voici en présence d'un secteur santé débile qu'il s'agit du public ou du privé. Le défi à relever est de taille. L'accès aux soins pour un haïtien est un luxe et non un droit fondamental, tel qu'il est prévu dans la constitution de 1987 et les multiples conventions internationales signées par nos dirigeants, dont certaines sont même ratifiées par le Parlement haïtien. Seul un effort conjoint, dans un partenariat public/privé sincère pourra permettre aux autorités de respecter les engagements internationaux pris et conduire le pays à l'accès universel aux soins de santé de qualité.

CHAPITRE IX: 2015 UNE NOUVELLE VISION DE L'AUTEUR

Nous sommes en septembre 2015, comme ce fut pour les "ODM" nos dirigeants viennent de signer aux côtés des pays du monde entier l'engagement des Objectifs de Développement Durable "ODD". Tenant compte des expériences vécues dans le passé, nous ne pouvons nous empêcher d'être inquiets pour l'avenir d'un tel engagement face à cette situation sociopolitique, économique difficile et confuse dans laquelle le pays se trouve plonger.

D'entrée de jeu, souffrez que je vous dise, qu'en Santé Publique on peut se permettre de rêver et on doit rêver grand comme vous venez de le voir dans les différents objectifs mondiaux. Qu'il s'agisse de l'objectif santé pour tous "SPT" en l'an 2000, des huit (8) objectifs de développement du millénaire "ODM" et des dix-sept (17) objectifs de développement durable "ODD". C'est en vertu de ce principe que je vais exprimer ma vision ambitieuse pour le secteur santé haïtien. Les lecteurs voudront bien pardonner mon optimisme et mon audace :

Rappelons que, dans ma conception, la santé est considérée comme le moteur du développement de tous les pays. Elle se définit comme étant l'équilibre parfait entre l'homme et son environnement physique, social, politique, économique et culturel.

En vertu de ce principe et à la lumière de l'engagement pris autour des objectifs de développement durable "ODD", ma **VISION** pour le secteur santé de mon pays est la suivante:

" A l'horizon 2030, la population haïtienne dans son ensemble accède à un niveau de santé qui lui garantit une vie de qualité, lui permettant d'apporter une contribution valable au développement économique du pays dans un environnement politique et social renouvelé."

Compte tenu du degré de dégradation de notre environnement physique, politique, social et de nos manques de ressources en santé, la stratégie des soins primaires de santé et la redéfinition d'un paquet essentiel de services en fonction des nouvelles données constitueront les deux éléments fondamentaux dans la formulation de toute politique sanitaire devant guider la mise en œuvre de cette vision. En un mot, pour y arriver, une vraie réforme du secteur se révèle obligatoire. Elle devra tenir compte de la structure géographique montagneuse du pays, de la densité de population en milieu urbain, de la dispersion des habitats en milieu rural, des risques sur la santé et la vie liés à la dégradation de l'environnement physique, sans négliger la faiblesse des ressources financières disponibles pour le secteur.

Ainsi du point de vue géographique, il est prévu que, le territoire national soit regroupé en plusieurs échelons :

1. Les sections communales, les quartiers et les petites villes de moins de dix milles (10,000) habitants vont constituer le premier échelon ;

2. Les villes sièges d'arrondissement représenteront le second échelon ;

3. Les villes sièges de département le troisième échelon ;

4. Finalement, seront identifiées les zones ciblées et réservées au tourisme médical dans un souci de mobiliser dignement des ressources financières supplémentaires au profit du secteur santé.

- Au premier échelon, la stratégie sera basée sur une équipe sanitaire composée, des Médecins de famille, des travailleurs sociaux, des infirmières spécialisées en santé communautaire et des agents de santé communautaire polyvalents assistés de volontaires pour mieux intégrer les populations bénéficiaires dans la conduite des activités et garantir leur durabilité en diminuant leur charge financière. Sur le plan institutionnel, ce niveau peut être desservi par un centre de santé, un dispensaire ou autre.

- Au deuxième échelon, le niveau des arrondissements sera doté d'un hôpital disposant en plus des services communautaires de base susmentionnés en fonction des besoins, d'un minimum de six (6) spécialités. Dont : la gynécologie / obstétrique, la médecine interne, la pédiatrie, la chirurgie générale, la traumatologie, l'anesthésiologie.

- Au troisième échelon, le niveau départemental, les hôpitaux départementaux seront pourvus de toutes les spécialités. Certains d'entre eux pourront même être transformés en des Centres Hospitaliers Universitaires « CHU » pour répondre aux besoins croissants de la formation des jeunes professionnels tant des facultés privées que publiques.

- Le quatrième échelon : ce seront les zones ciblées, destinées à la construction de centres spécialisés publics ou privés dédiés au tourisme médical, avec un objectif purement économique. L'État doit prendre toutes les dispositions en vue de stimuler et de faciliter les investissements privés dans ce domaine.

D'une façon générale la mise en œuvre de cette vision inclut des actions qui sont liées directement à la santé et d'autres à l'environnement.

A- Des actions directement liées à la santé, qui sont :

1- Le Renforcement de toutes les structures sanitaires du pays tant publiques que privées pour faciliter l'accès aux soins pour toute la population ;

2- Une répartition équitable des maigres ressources humaines et financières en santé ;

3-   L'allocation au secteur d'une enveloppe budgétaire consistante. Un minimum 10% du budget national est recommandé par l 'Organisation Mondiale de la Santé aux pays membres ;

4- La priorisation des activités de promotion de la Santé et l'action Multisectorielle en faveur de la santé dans le but de maximiser les ressources disponibles ;

5- Une législation facilitant le développement de l'industrie nationale et des laboratoires de production de médicaments et aussi l'encadrement des agences de produits pharmaceutiques pour faire baisser les coûts ;

6-   La Révision de la législation sanitaire en matière de fourniture de services en tenant compte des groupes ayant des besoins spéciaux : les femmes, les enfants, les vieillards, les handicapés physiques et mentaux ;

7- La mise en place d'un Régime de sécurité sociale qui englobe les enfants des rues, les orphelins, les handicapés physiques et mentaux enfants et adultes, les drogués, les délinquants, les familles monoparentales, les familles vivant dans le veuvage, les adolescentes mères, les femmes violées, les victimes de catastrophes naturelles ;

8- Une attention spéciale aux hôpitaux privés en tant que partenaires de plein droit de l'Etat, en leurs fournissant :

a. Une garantie bancaire accompagnée de facilitation fiscale pour ce sous-secteur ;

b. La possibilité de formation post graduée et de formation continue à l'intention des professionnels travaillant dans ce sous-secteur ;

c. Les échanges entre le sous-secteur privé national et les instances internationales ;

d. Le développement d'un vrai partenariat public / privé en vue de créer un système de santé fort capable d'offrir des services de qualité à l'ensemble de la population et rendre possible notre idéal d'inscrire le pays dans la liste des pays disposant d'un réseau d'hôpitaux de standard international capable d'intégrer le mouvement du tourisme médical et aussi de freiner la sortie de devises vers l'étranger en cas de maladie.

B- Des actions directement et indirectement liées à l'environnement,

Puisque la santé est prise dans son sens large : un équilibre entre l'homme et son environnement. Il est donc obligatoire qu'il soit posé le problème de la crise du logement qui existe depuis des années avec le développement anarchique du territoire et qui s'est aggravée à l'occasion du séisme du 12 janvier par la disparition des milliers de résidences. Dans l'objectif de doter la population d'un environnement immédiat décent (un logement répondant aux normes de construction), les points suivants seront pris en compte :

1. La révision de la législation sur le logement en vue de faciliter l'investissement dans le domaine et en même temps l'acquisition d'une résidence ;

2. La création de logements sociaux pour les personnes à faible et moyen revenus et certaines catégories spéciales ;

3. La révision de la législation sur la protection de l'environnement physique.

En dernier lieu il faudra considérer la fourniture des autres services sociaux de base dont l'éducation, l'eau courante, l'eau potable, l'alimentation, l'assainissement du milieu, la protection contre les désastres naturels et la sécurité.

Les résultats attendus de ces démarches sont les suivants :

- Des soins de santé de qualité sont disponibles pour l'ensemble de la population sans discrimination et à des coûts abordables;

- Un système de référence et contre référence en santé est fonctionnel sur toute l'étendue du territoire national et à tous les niveaux ;

- Les services préventifs tels que la vaccination, les soins prénatals, la surveillance de la croissance chez les moins de cinq (5) ans sont offerts gratuitement à tous ;

- Le contrôle et/ou l'éradication des grands fléaux : la tuberculose, le VIH / SIDA, la malaria, la dengue, le choléra, la rage humaine et la filariose devient une réalité ;

- Un système de surveillance épidémiologique très efficace pouvant permettre le diagnostic rapide et le suivi de toute pathologie émergente et / ou ré-émergente est mis en place ;

- La population vit dans un environnement sécuritaire à l'abri des conséquences néfastes de toutes catastrophes naturelles et humaines ;

- Le secteur santé haïtien comme dans d'autres pays, joue un rôle important dans la croissance économique du pays ;

- Les indicateurs de santé suivent la logique des engagements pris par le pays dans le cadre des objectifs de développement durable.

EN CONCLUSION

La *santé* est un droit fondamental chez tout individu et dans tout pays. Ce droit mérite d'être respecté par tout Gouvernement, la *Santé* garantit une vie de qualité. Cette vie de qualité que nous rêvons pour l'ensemble de la population haïtienne est conditionnée par l'existence d'un environnement politique stable et serein, seul capable de faciliter les investissements productifs nationaux et internationaux, en vue de créer des emplois bien rémunérés et durables pour tous.

Cette vie décente exige également qu'un regard attentif soit tourné vers nos zones protégées, pour arrêter cette déforestation anarchique du pays qui détruit notre flore et notre faune. Cette vie idéale que l'on recherche attend de tous les concernés une réponse appropriée aux problèmes de notre environnement physique, par la mise sur pied, de façon urgente de vastes programmes de réhabilitation et de protection de nos mornes et de ce qui nous reste de nos forêts, afin de freiner les effets nocifs du changement climatique sur l'environnement et la vie.

La tâche n'est pas facile, mais, protéger ce coin de terre que nos ancêtres nous ont légué en héritage est plus qu'un devoir. Si nous ratons cette chance aujourd'hui, demain, nos enfants et nos petits-enfants nous condamnerons.

LISTE DES MINISTRES DE LA SANTÉ

De 1975 à 2015 vingt-six (26) personnalités ont eu à gérer les destinées du Ministère de la Santé Publique et de la Population. Ce sont :

Prénoms et Noms	Date d'entrée en fonction
· Dr Daniel BAULIEU	1975
· Dr Willy VERRIER	1976
· Dr René CHARLES	1980
· Dr Gérard DESIR	1981
· Dr Volvick Rémy JOSEPH	1982
· Dr Ary BORDES	1983
· Dr Robert GERMAIN	1984
· Dr Victor LAROCHE	1985
· Dr Symphar BONTEMPS	1986
· Dr Michel LOMINY	1986
· Dr Jean VERLY	1987
· Dr Adrien WESTERBAND	1988
· Dr Jean VERLY	1988
· Dr Serge PINTREAU	1988
· Dr Serge FILS -AIME	1990
· Dr Daniel HENRYS	1991
· Dr Claude JEAN FRANCOIS	1991
· Dr Gréger JEAN LOUIS	1991
· Dr Jean BOISROND	1993

- Dr Jean MOLIERE   1994
- Dr Rodolphe MALEBRANCHE   1996
- Dr Michaèle AMEDE GEDEON   1998
- Dr Henri Claude VOLTAIRE   2001
- Dr Josette BIJOU   2004
- Dr Robert AUGUSTE   2006
- Dr Alex LARSEN   2008
- Dr Florence DUPERVAL GUILLAUME   2011